耐药幽门螺杆菌防治研究

主编　黄衍强　赵丽娟　梁秋春

U0253695

天津出版传媒集团

天津科学技术出版社

图书在版编目（CIP）数据

耐药幽门螺杆菌防治研究 / 黄衍强, 赵丽娟, 梁秋
春主编. -- 天津：天津科学技术出版社, 2023.3
　　ISBN 978-7-5742-0825-4

　　Ⅰ.①耐… Ⅱ.①黄… ②赵… ③梁… Ⅲ.①幽门螺
旋菌 – 螺杆菌感染 – 防治 Ⅳ.①R573.6

　　中国国家版本馆CIP数据核字(2023)第022740号

耐药幽门螺杆菌防治研究
NAIYAO YOUMENLUOGANJUN FANGZHI YANJIU

责任编辑：孟祥刚
责任印制：兰　毅

出　　版：天津出版传媒集团
　　　　　天津科学技术出版社
地　　址：天津市西康路35号
邮　　编：300051
电　　话：（022）23332490
网　　址：www.tjkjcbs.com.cn
发　　行：新华书店经销
印　　刷：定州启航印刷有限公司

开本 710×1000　1/16　印张　10.75　字数　170 000
2023年3月第1版第1次印刷
定价：68.00元

编　委

前　言

幽门螺杆菌（Helicobacter pylori）是一种螺旋形、微厌氧、对生长条件要求十分苛刻的革兰氏阴性杆菌，1983年首次从慢性胃炎患者的胃黏膜活检组织中分离成功，是目前发现的唯一能够在人胃中生存的微生物。幽门螺杆菌是慢性胃炎、消化性溃疡和胃癌等疾病的重要病因。除此之外，幽门螺杆菌还与多种胃肠外科疾病，如牙周炎、继发性血小板减少性紫癜等相关。幽门螺杆菌感染的不良预后是胃癌，1994年幽门螺杆菌被世界卫生组织下属的国际癌症研究中心列为Ⅰ类生物致癌因子，2022年被美国列入致癌清单。现在幽门螺杆菌感染了全球半数以上的人口，发展中国家的感染率高于发达国家，一些不发达地区幽门螺杆菌感染率超过80%。如何防治幽门螺杆菌？如何探寻幽门螺杆菌耐药和致病的关键靶点？如何筛选抗幽门螺杆菌的新型药物？这些是当前幽门螺杆菌感染防治严峻形势下急需解决的问题。

幽门螺杆菌感染是目前预防胃癌最重要的可控危险因素。根除幽门螺杆菌应作为胃癌的一级预防措施，随着抗生素的广泛使用，幽门螺杆菌的耐药率逐年提升。针对耐药幽门螺杆菌的防治既要遵循细菌耐药防治的原则和策略，还应该根据该菌的自身特点——基因组比较小、菌株高度多态、耐药突变位点较多、耐药机制尚未完全明确、疫苗研发工作尚未成熟、候选药物比较少等，结合临床耐药性突出等问题加强其耐药机制、致病机制等基础研究，拓展解决耐药问题的途径，重点研发疫苗及先导药物，加强对靶向药物的探索,使耐药幽门螺杆菌有药可医。

本著作在国内外已有研究的基础上,围绕《幽门螺杆菌胃炎京都全球共识》《多伦多成人幽门螺杆菌感染治疗共识》《幽门螺杆菌感染处理 Maastricht V 共识》《第五次全国幽门螺杆菌感染处理共识报告》等多个文件,阐述幽门螺杆菌耐药现状及机制、耐药幽门螺杆菌的致病机制、幽门螺杆菌耐药常见的研究方法以及耐药幽门螺杆菌的防治,以期探寻抑制耐药幽门螺杆菌的关键靶点,便于靶向用药,从而根治耐药的幽门螺杆菌。

目　录

第一章　幽门螺杆菌的耐药现状

幽门螺杆菌（Helicobacter pylori，H. Pylori）是一种微需氧革兰阴性菌，菌体呈螺旋杆状，它与胃窦炎、消化性溃疡、胃腺癌和MALT 淋巴瘤等疾病的发生关系密切。耐药性（drug resistance）亦称抗药性，是指细菌对某抗菌药物（抗生素或消毒剂）的相对抵抗性。1994 年幽门螺杆菌被国际癌症研究机构（IARC）列为胃癌的 I 类致癌原。据统计，约 90% 非贲门部胃癌的发生与幽门螺杆菌感染相关，幽门螺杆菌感染是目前预防胃癌最重要的可控危险因素，根除幽门螺杆菌应作为预防胃癌的一级措施。目前铋剂四联疗法（质子泵抑制剂 PPI ＋铋剂＋两种抗生素）已作为中国根除幽门螺杆菌首选治疗方案，幽门螺杆菌耐药的危害很多，是中国乃至世界面临的一个巨大难题。众所周知，幽门螺杆菌耐药是影响根除率的主要原因。显然，探索幽门螺杆菌耐药的流行及发展趋势，对其防治策略的制定有很大的指导意义。

第一节　幽门螺杆菌的耐药危害

一、幽门螺杆菌耐药的分类

（一）原发性耐药

原发性耐药（primary resistance）主要是由于细菌的遗传性发生改变并经过选择过程产生的，多与同类药物的交叉耐药有关，有明显的地区性差异，并随着时间而改变。

（二）继发性耐药

继发性耐药（second resistance）是指治疗失败后耐药。继发性耐药多由抗生素的诱导、过度应用、药物选择性压力等而产生。初次治疗失败之后，Hp 对抗生素的耐药性产生了影响，从而增加了根除治疗的难度。幽门螺杆菌对抗生素的耐药多为继发性耐药，在一线方案治疗失败后有 30% ～ 50% 的菌株可对所应用抗生素产生继发性耐药，后续的治疗会因继发性耐药受到极大的影响，并且抗菌药物的选择也会产生更大的困难。有研究发现，波兰患者 Hp 对抗生素的继发性耐药率明显高于原发性耐药率，其甲硝唑的继发性耐药率与原发性耐药率分别为 72%、37%，克拉霉素分别为 80%、21%，左氧氟沙星分别为 16%、2%。

二、幽门螺杆菌耐药的危害

（一）临床根除治疗愈发困难

21 世纪以来，全球范围内都在面临着耐药性的巨大挑战，耐药细菌的出现增加了临床根除治疗的难度。据调查研究数据显示，幽门螺杆菌感染着世界超过 50% 的人口，我国幽门螺杆菌的人群感染率高达 40% ～ 90%，如果根除治疗不彻底就会导致感染持续存在。然而，不断增强的抗菌药物耐药性降低了可及性标准三联方案的根除率。据统计，如果幽门螺杆菌对应用的抗菌药物敏感，三联疗法（PPI+ 两种抗菌药物）治疗 10 天或 14 天仍能有效根除 Hp（根除率大于 90%）；如果两种抗菌药物中的一种耐药，则根除率降至 50% ～ 60%；如果两种抗菌药物均耐药，则根除率仅为 10%。由此可见，幽门螺杆菌耐药是影响根除率最主要的原因，当前幽门螺杆菌耐药的形势非常严峻，导致抗菌药物的选择及临床应用受到了极大的限制，由于我国 Hp 治疗方案中抗生素种类众多，首次根除 Hp

时未规范、按剂量、按疗程治疗，导致耐药率逐渐上升，部分幽门螺杆菌感染难以得到有效且全面的根除。

（二）被迫加大抗生素剂量，延长疗程

抗生素的滥用必然增加药物对人体的不良反应，或形成二重感染，导致药源性疾病增多。中国科协技术协会"抗生素类药滥用的公共安全问题研究调查"指出，全国范围内各级医院使用抗生素治疗的现象非常普遍，如住院患者抗生素应用率在 70% 以上，其中外科患者应用率达 97% ~ 100%，门诊患者的应用率也高达 30%。而世界卫生组织（World Health Organization，WHO）推荐的抗菌药物应用率为 30%，欧美发达国家应用率为 10.4%，发展中国家应用率为 41.7%。据研究机构报道，在我国，40% 以上的抗生素用于预防感染，这些预防性用药患者的治疗中，1/2 属于使用不当，1/3 以上不需要使用抗生素。如甲硝唑，因其在胃内具有高活性、高稳定性而且价格便宜的优势，被广泛应用于治疗厌氧菌和寄生虫感染。克拉霉素口服吸收好，生物利用度高，在体内抗菌活性比体外强，副作用少，在临床上也被广泛使用。

（三）影响人类健康

在 Hp 耐药性的治疗方面，西医在临床上并没有完善的解决方法，而且联合用药会对患者的机体带来一定的损伤，如抗生素应用导致的肠道菌群失调，使用铋剂可能出现的肝肾损伤、皮肤风疹、皮炎等不良反应，也反映出在幽门螺杆菌的根除治疗过程中，一味追求幽门螺杆菌根除率而忽视了患者的临床症状的问题。

（四）研制开发新的抗菌方法及药物，造成资源浪费

目前，全国范围内幽门螺杆菌感染者众多，为了增加药物治疗幽门螺杆菌的选择性，医务工作者在尝试使用中药或者益生菌等非

抗生素治疗，但是治疗效果尚未得到证实。也有专家尝试采用高通量测序技术检测幽门螺杆菌对抗生素的耐药性来合理选用抗生素和PPI以提高临床幽门螺杆菌根除疗效，但是目前只有对克拉霉素和喹诺酮类药物耐药准确率达80%。由于各地区耐药性的差异、不同个体及 Hp 对抗生素敏感性的不同，于是出现了可根据抗生素药敏试验提供个性化治疗的观点，但该方法不仅价格昂贵、耗时较长且药敏试验成功率仅为 75%～90%，由此可见，通过药敏试验引导治疗的方法并不一定能广泛应用于一线治疗。

（五）形成多重耐药菌

我国最新的大样本非铋剂四联疗法研究结果显示：从意向治疗角度分析，序贯疗法 10 日疗程幽门螺杆菌的根除率与标准三联疗法相近（72.1%，66.4%），伴同疗法 10 日疗程的根除率为 78.3%，混合疗法 14 天疗程的根除率为 77%，其中甲硝唑及克拉霉素双重耐药是阻碍幽门螺杆菌根除的主要原因。我国近年报道的 Hp 原发性耐药率中，克拉霉素为 20%～50%，甲硝唑为 40%～70%，左氧氟沙星为 20%～50%。Hp 可对这些抗菌药物发生二重、三重或更多重的耐药，克拉霉素和甲硝唑的双重耐药率大于 25%。

第二节　幽门螺杆菌耐药的流行趋势及发展趋势

　　世界范围内约50%的人口感染幽门螺杆菌，发达国家幽门螺杆菌在胃中的定植发展相对较晚，成年人的感染率为45%，在发展中国家10岁前儿童的感染率已达70%到90%，而中国的幽门螺杆菌感染率也高达56.2%。目前，我国幽门螺杆菌的根除治疗最常用抗生素为克拉霉素、左氧氟沙星、阿莫西林、甲硝唑等。

一、幽门螺杆菌耐药流行现状

（一）幽门螺杆菌对不同抗生素的耐药性

　　有研究者对抗生素耐药文献进行过统计分析，计算出不同地区及不同时间Hp耐药率如下。

　　1.Hp对克拉霉素的耐药率

　　幽门螺杆菌对克拉霉素的耐药率为20.8%。耐药率自1999年的15.4%上升到2014年的29.6%，以平均每年0.9%的速度增长，耐药率与时间成线性正相关。在北方为16%，南方为20.9%，南方地区耐药率与北方相似。

　　2.Hp对左氧氟沙星耐药率

　　幽门螺杆菌对左氧氟沙星耐药率为8.9%，2006年为2.9%，2014年则升至18.9%，平均每年升高约1.8%。耐药率与时间成线性正相关。

3.Hp 对甲硝唑的耐药率

幽门螺杆菌对甲硝唑的耐药率为 83.7%，1994 年为 20%，2014 年则升至 77.1%，平均每年升高约 2.4%。在北方为 51.7%，南方为 88.6%，南方地区耐药率明显高于北方。

4.Hp 对其他抗生素耐药率

幽门螺杆菌对阿莫西林的耐药率为 8.7%，对四环素平均耐药率为 7.6%，对呋喃唑酮耐药率为 7.0%。

总体来看，1999 ~ 2014 年的 15 年间，中国幽门螺杆菌对克拉霉素和左氧氟沙星耐药率呈现出明显逐年上升的趋势，并且逐渐向多重耐药的方向发展，对甲硝唑耐药率也随时间不断升高，而对阿莫西林，四环素和呋喃唑酮的耐药率较低。

5.对各抗生素耐药的原因主要为以下几种。

（1）甲硝唑广泛用于妇科、口腔科、外科抗感染治疗，同时在不规范的幽门螺杆菌根除治疗中也较多地被使用。

（2）左氧氟沙星常用于呼吸系统、消化系统、泌尿系统的抗感染治疗。

（3）克拉霉素所属大环内酯类常用于呼吸系统疾病患者的治疗。

（4）呋喃唑酮不规范用于 Hp 根除治疗。

（二）幽门螺杆菌对不同地域及地区的耐药性

幽门螺杆菌对同一种抗生素的耐药率在不同国家可能存在一定的差异，在同一国家不同地区也可能存在不同，即使在同一地区，幽门螺杆菌对抗生素的耐药性可随着时间推移而改变。有数据显示，国际上幽门螺杆菌对不同抗生素的耐药率分别为：克拉霉素 17.2%，甲硝唑 26.7%，阿莫西林 11.2%，左氧氟沙星 16.2%，四环素 5.9%，利福布汀 1.4%，并且其中 9.6% 具有多重耐药性，我国 Hp 对克拉霉素、甲硝唑和左氧氟沙星的耐药率呈上升趋势，Hp 原发耐药率分别为：克拉霉素 20%～50%，甲硝唑 40%～70%，左氧氟沙星 20%～50%，Hp 对阿莫西林（0%～5%）、四环素（0%～5%）和呋喃唑酮（0%～1%）的耐药率仍然很低。

1. 幽门螺杆菌的国内耐药率现状

中华医学会消化病学分会幽门螺杆菌学组和幽门螺杆菌科研协作组在 2005—2006 年完成了一项包括 20 多个中心的大规模幽门螺杆菌流行病学调查和耐药原因分析，涉及包括北京、天津、上海、河北、辽宁、山东、湖南、湖北、广东、广西、福建、浙江、江西、山西、云南及海南的 16 个省、自治区、直辖市。研究结果表明，我国幽门螺杆菌对抗生素的耐药率为：甲硝唑约 73.3%，克拉霉素约 23.9%，阿莫西林约 2.7%。通过对各地区研究发现，地区及环境差异对 Hp 耐药率也存在很大影响，2006 年香港地区幽门螺杆菌对甲硝唑耐药率为 49.4%。幽门螺杆菌对呋喃唑酮耐药率较低，2009 年福州地区 Hp 对呋喃唑酮的耐药率仅为 6.3%。2010 年浙江省台州地区幽门螺杆菌的耐药情况：对甲硝唑、阿莫西林、克拉霉素、左氧氟沙星和呋喃唑酮的耐药率分别为 97.57%、0.19%、19.22%、13.68% 和 0.19%，2011 年广东省惠州市幽门螺杆菌对甲硝唑、克拉霉素、阿莫西林、四环素、利福平的耐药率分别为 45.35%、25.58%、22.09%、2.32% 和 2.33%。2014 年我国一项前瞻性、多中心、横断面观察性研究分别测试了 Hp 对阿莫西林、克拉霉素、甲硝唑、左氧氟沙星、四环素、利福平的耐药情况，发现仅有 16.3% 的分离菌株对所有抗菌药物均敏感，其单药耐药率、双重、三重、四重、五重、六重耐药率分别为 34.2%、27.0%、16.8%、4.7%、0.7% 和 0.3%。此外，在克拉霉素耐药株中，75.6% 和 48.0% 分别亦对甲硝唑和左氧氟沙星耐药。

2.幽门螺杆菌国外耐药率现状

根据世界卫生组织发布的数据显示，甲硝唑的原发性耐药率均高于15%。欧洲、东地中海和西太平洋地区的克拉霉素原发性耐药率高于15%，非洲、美洲、东地中海、东南亚和西太平洋地区左氧氟沙星的原发性耐药率均高于15%。在东地中海地区，阿莫西林的原发性耐药率达14%，克拉霉素和甲硝唑的双重耐药率达19%。在整个世界卫生组织内，克拉霉素、甲硝唑及左氧氟沙星的继发性耐药率均高于15%，而阿莫西林和四环素的继发性耐药率低于10%。2013年韩国一项为期近10年的研究发现，阿莫西林、克拉霉素、左氧氟沙星、莫西沙星的原发耐药率较高，甲硝唑、左氧氟沙星、莫西沙星的继发耐药率明显增加。2017年西班牙一项前瞻性研究发现，Hp对左氧氟沙星、甲硝唑、克拉霉素的耐药率分别为38.7%、27%和22.4%，对阿莫西林、四环素不耐药。虽然幽门螺杆菌的感染率因社会经济和卫生状况的改善而呈现出明显降低的趋势，但其对各种抗生素的耐药率却不断上升，幽门螺杆菌的耐药不仅针对单一抗生素，针对双重乃至多重抗生素的耐药率也在逐年增加。

总结：幽门螺杆菌对抗生素的耐药率存在明显的地区差异，同时其耐药也受地区和环境因素的影响。不同国家和地区Hp对常用抗生素的耐药率不同，可能与各国对抗生素用量及适应证的管理不同有关。

（三）幽门螺杆菌对不同人群的耐药性

就耐药性的存在与幽门螺杆菌感染患者性别之间的关系而言，研究表明，女性更容易产生高耐药率。在日本，在克拉霉素的抗药性方面，男女之间存在明显差异，男性的耐药率为19.2%，而女性的耐药率为27.0%。在意大利，女性对克拉霉素和甲硝唑产生耐药性的风险很高。对甲硝唑的耐药性与女性性别之间的正相关关系可以解释为甲硝唑经常用于治疗妇科感染。然而，在对左氧氟沙星的耐药性方面，与老年男性有明显的关联，一些研究分析了幽门螺杆菌感染者年龄之间的关系，发现在对克拉霉素和甲硝唑的耐药性方面也有类似的结果。对于这两种抗生素，儿童或年轻人的耐药情况比老年人更常见。儿童的这些较高的耐药率可能是由于呼吸道感染和寄生虫感染的药物处方增加。然而2015年一项有关多变量分析的研究结果表明，性别和年龄等因素是影响抗生素耐药性的独立因素。

二、幽门螺杆菌的耐药发展趋势

根据部分研究者统计，全球大多数国家幽门螺杆菌感染率仍然较高，约30%成年人感染幽门螺杆菌，但年轻一代感染率较低，表明未来几十年幽门螺杆菌流行率将有所下降。虽然幽门螺杆菌的诊断、治疗方法不断更新，但是抗生素耐药率逐年上升，药物有效率也不断降低。另外，多重耐药性的问题也日渐棘手，全球范围内克拉霉素和甲硝唑的双重耐药率为10%，其中成人为20%，儿童为6%；克拉霉素和环丙沙星双重耐药率为2%。各地区应根据实际耐药率，选择有效的幽门螺杆菌治疗用药，同时持续监测抗生素的耐药率也是重中之重，降低幽门螺杆菌感染率是全世界面临的挑战，在改进药物治疗方案、提供个性化疗法的同时，还应注重各方面的投入，而新药的开发应用以及疫苗研究将是未来幽门螺杆菌根治工作的重要方向。

第三节　幽门螺杆菌的耐药监测及防治策略

1999—2017 年，我国先后推出了 5 次全国 Hp 感染处理共识报告。《第四次全国幽门螺杆菌共识》指出三联疗法已不适合作为一线治疗方案，含铋剂的四联疗法可以作为抗 Hp 治疗的首选方案之一。《第五次全国幽门螺杆菌感染处理共识报告》仍然把铋剂四联（PPI+铋剂 + 两种抗菌药物）作为根除 Hp 经验性治疗的主要方案，并提出根除方案中抗菌药物组合的选择要参考当地人群中监测的 Hp 耐药率和个人抗菌药物使用史，只要曾经使用过克拉霉素、喹诺酮类药物和甲硝唑者，其感染的 Hp 都具有耐药的潜在可能性。此外，方案的选择应该权衡疗效、费用、潜在不良反应和药物可获得性等多方面因素，从而做出更合理的个体化抉择。目前在世界各国都在加强微生物耐药性监测的同时，我国也在逐渐完善这方面的工作，但是，微生物耐药性的问题已经上升为国际范围内的重大公共卫生问题，各个国家之间不仅要进一步完善本国的微生物耐药性的监测体系，更应当加强各国之间的交流与协作，共同应对人类面临的问题。

一、幽门螺杆菌的耐药监测

（一）细菌耐药性监测的目的

细菌耐药性监测工作是系统收集、整理分析和综合评价细菌分布和耐药情况，并定期公布、解释监测数据，以指导临床正确用药的一项重要工作。耐药性监测的主要目的有以下几点。

（1）调查并确定本地区、本医院和重要病区中的微生物耐药现状，指导临床用药，制定或修正医院内感染控制措施。

（2）监测微生物耐药性的变化情况，通过药敏试验等方法来确定某种抗生素的最佳使用范围和时间。

（3）预测微生物耐药的变化趋势，针对耐药机制的出现和播散的相关信息给予提示。

（4）开展微生物耐药性的流行病学调查和同源性分析，掌握微生物耐药性菌株传播的环节，预防其爆发和流行，为更好地做好感染控制工作，防止耐药菌株传播提供信息。

（5）为新的抗菌药物的研发打下基础。

（二）监测幽门螺杆菌耐药的方法

1.加强细菌耐药性的检测

建立细菌耐药监测网，掌握本地区、本单位幽门螺杆菌耐药性的相关资料，及时为临床应用提供信息。

2.建立我国幽门螺杆菌人群耐药率的长期、系统和动态调查体系

幽门螺杆菌的耐药是根除失败的关键因素，但中国的经济发展和医疗资源很不平衡，既有城乡的差异，也有发达地区与欠发达地区的明显差别，这种差异决定了抗生素使用的强度及其所关联的幽门螺杆菌耐药率水平。随着近年来新型农村合作医疗的强力推进，农村地区群体医疗资源的可及性迅速提高，短期内可能会出现耐药率的迅速变化。针对幽门螺杆菌感染的沉重负担，应开展我国幽门螺杆菌人群耐药率的长期、系统和动态的调查，获得动态、可信的幽门螺杆菌感染率及耐药强度的数据。

细菌耐药性监测是一项长期的、需要地区性协作的工作，目前

我国尚无专项经费支撑并进行统一的组织和管理，所以在我国仅有部分单位组织建立的在一定范围内的微生物耐药性监测网。例如：由上海复旦大学附属华山医院抗生素研究所牵头组织的上海市细菌真菌耐药监测网（http://www.chinets.com/shanghai/data/year），已开展细菌耐药性监测工作多年，共有十几家医院参与协助，收集并积累了大量上海地区微生物耐药性资料；以北京大学医学部临床药理研究所为牵头单位的细菌耐药监测网，这是较大范围的跨地区的细菌耐药性监测网络。这两个跨地区细菌耐药性监测网络，分别涵盖全国 9 个城市的 13 家大型医院和其他 10 个城市的 32 家医院，并且监测范围正在逐年扩大；以中国药品生物制品检定所为牵头单位的全国细菌耐药监测网（http://www.carss.cn），还参与了世界卫生组织的监测网工作，至今已先后在全国多地建立了地方性监测网，共82 家医院参与中心组织的监测工作。此外，还有部分地区、部分医院之间建立的小范围的细菌耐药性监测网络。目前国内虽然已经建立了多个细菌耐药性监测网，但不同监测网之间的协作开展得还不够。如果我们能够做到加强各监测网之间的合作，将不同监测网得到的数据进行整合和共享，无疑会大大促进细菌耐药性监测工作的开展。我国的细菌耐药性监测工作经过十几年的发展，逐渐形成一批高素质的队伍，同时我国的细菌监测水平也大幅度提高，试验方法逐步标准化，耐药性监测数据的管理也逐步实现网络化、规范化。

二、幽门螺杆菌耐药的治疗策略

近年来，随着幽门螺杆菌耐药菌株的出现，标准三联疗法的根除率降至 80% 以下。2004 年之前为 88.56%，2005—2009 年为 77.66%，2010 年以后进一步下降至 71.13%。目前，包含质子泵抑制剂（PPI）、阿莫西林、克拉霉素或甲硝唑的三联疗法由于对幽门螺杆菌根除率降低，确实已不适合作为一线治疗方案。含铋四联药物治疗、序贯治疗和伴随治疗等方案虽然能够较三联疗法提高幽门螺杆菌根除率，但是这些治疗方案也存在局限性：治疗方案复杂、患者的依从性差等。

（一）掌握 Hp 根除适应证

对于幽门螺杆菌根除的适应证的选择，传统观念认为，大部分幽门螺杆菌阳性患者不需要治疗，只需要中年后定期进行内镜检查，或在有上消化道不适时进行内镜检查即可。据推测，我国至少有 7 亿人幽门螺杆菌检测结果呈阳性，若这些人都服用抗生素根治幽门螺杆菌，那引起的抗生素耐药问题将是非常严重的。但是最新观点认为，幽门螺杆菌阳性者均应根除，除非患者有其他不可抗拒的理由，如经济原因、药物过敏或个人意愿。在欧美发达国家，对于治疗幽门螺杆菌的策略是"检测即治疗"，也就是说，幽门螺杆菌检测结果呈阳性就要予以根除，不论患者是否有症状或内镜检查是否发现其他问题。

2015 年发表的《幽门螺杆菌胃炎京都全球共识报告》已将 Hp 胃炎定义为一种感染（传染）性疾病，报告指出无症状 Hp 感染者治疗的必要性与无症状的结核感染或梅毒感染相似，提出"除非存在抗衡因素，Hp 感染者均应被给予根除治疗"。因此当前 Hp 感染防治中的主要问题已不再是是否需要根除，而是应该如何有效根除。一方面，只要有幽门螺杆菌感染，即使患者年纪尚轻，也没有明显的临床表现，但其胃黏膜已经存在炎性病变；另一方面，幽门螺杆菌的携带者可能将 Hp 传染给他人，造成幽门螺杆菌感染率呈现较高的态势，如果不采取积极措施，降低我国整体幽门螺杆菌感染率，胃癌的发生率还会居高不下。这点已经得到两项验证：一是幽门螺杆菌被发现后的 30 年间，溃疡病发病的次数明显减少，而且根除幽门螺杆菌，对于预防溃疡病复发具有十分重要的意义。调查研究显示，如果在溃疡病治疗过程中幽门螺杆菌检测结果呈阳性，3 年内复发率高达 90%，而根除后 3 年内复发率降至 10%。二是我国胃癌发生率也在下降，从 1990 年的 38 万下降到目前的 22 万左右，下降了近 50%，这与我国积极开展幽门螺杆菌根除治疗有很大关系。日本也正是因为经过主动开展内镜普查和幽门螺杆菌根除工作，其胃癌发生率已经从 1980 年的 80 万下降至今天的 50 万。最新的一项 Meta 分析结果显示，幽门螺杆菌阳性患者中，幽门螺杆菌根除治疗后胃癌发生率下降了 0.2%，可见采取"检测即治疗"策略可以明显降低幽门螺杆菌感染发病率。基于我国国情，开展内镜普查尚存在一定的困难，因此对就诊患者实施"检测即治疗"策略是否具有较好的效果也需要进一步研究。

（二）治疗规范化

关于治疗方案及疗程，应尽量按照我国 Hp 感染处理共识意见中推荐的方案及疗程进行，当然也要结合每一位患者的具体情况进行个体化处理。增加幽门螺杆菌根除方案的依从性、降低不良反应及用药负担，开展基于大数据分析基础上的根除方案评价，建立依从性好和不良反应低的有效幽门螺杆菌根除方案。同时通过政府层面的有效监管和整体调整，使幽门螺杆菌根除用药的负担大幅降低，从而有效推进幽门螺杆菌感染相关疾病的防治。

1. 三联疗法

2017 年 Maastricht Ⅴ共识指出，当克拉霉素的耐药率超过 15% 时，在未进行药敏试验前不应使用含 PPI- 克拉霉素的三联方案。因此，在克拉霉素高耐药地区，三联方案不应作为一线治疗方案被采用，而在克拉霉素耐药率低于 15% 的地区，该方案仍可作为经验性一线治疗方案。如果患者对青霉素过敏，则可以用甲硝唑替代阿莫西林，替换后效果无异。而在克拉霉素耐药率较高、甲硝唑耐药率相对较低的地区，可用甲硝唑替代克拉霉素，组成 PPI+ 甲硝唑 + 阿莫西林方案，依旧可以得到令人满意的疗效。与克拉霉素不同，若甲硝唑发生耐药，通过增加给药剂量、持续时间和频率来克服其耐药性，达到理想的杀菌效果。此外，2014 年我国一项多中心随机对照试验表明，基于呋喃唑酮的 7 天和 10 天疗程三联疗法可获得理想的幽门螺杆菌根除率。欧洲指南中，在克拉霉素耐药率低于 15% 的地区，建议使用 7 天三联治疗方案；在克拉霉素耐药率较高的地区，建议疗程延长至 14 天。

2. 含铋剂四联疗法

含铋剂四联疗法包括一种 PPI+ 铋剂 + 两种抗菌药物，如克拉霉素、阿莫西林、左氧氟沙星、甲硝唑、四环素等。在欧洲，无论甲硝唑是否耐药，含铋剂的四联方案均已被证实根除效果显著。在克拉霉素和甲硝唑双重耐药率较高（大于 15%）的地区，含铋剂四联疗法是一线根除方案。含铋剂四联疗法中，抗菌药物的选择应尽量避免克拉霉素的使用，克拉霉素耐药率较高，可以选择耐药率较低的抗菌药物如阿莫西林、四环素、呋喃唑酮等或选择能通过提高给药剂量、频率和持续时间克服耐药性的甲硝唑。在我国，克拉霉素耐药率为 20% ～ 40%，甲硝唑耐药率大于 60%，左氧氟沙星等喹诺酮类药物的耐药率也在逐年升高。在此种情况下，含铋剂四联方案已被证实具有超过 90% 的根除率，抗菌药物应在呋喃唑酮、四环素、甲硝唑、阿莫西林中选择，因此被推荐为一线根除治疗方案。Maastricht V 指南指出，铋剂四联方案的疗程应延长至 14 天，除非10 天疗程在当地被证实有效。Fischbach 进行的一项 Meta 分析发现，含铋剂四联疗法 10 ～ 14 天疗程的疗效较好。即使在高甲硝唑耐药率地区，PPI+ 铋剂 + 甲硝唑 + 四环素的 10 ～ 14 天疗程根除方案仍可获得大于 85% 的根除率。

3. 序贯疗法

序贯疗法包括前 5 天 PPI+ 阿莫西林，后 5 天 PPI+ 克拉霉素 +
甲硝唑的三联治疗。左氧氟沙星可用于青霉素过敏者或高克拉霉素
耐药地区。虽然此方案中包含克拉霉素，但其被认为是高克拉霉素
耐药地区标准三联疗法的替代方案。首先使用阿莫西林破坏幽门螺
杆菌的细胞壁，可提高克拉霉素的抑菌效果。而克拉霉素的高耐药
率、甲硝唑耐药率升高以及双重耐药的出现严重影响了该方案的疗
效。《第三次全国 Hp 感染若干问题 – 庐山共识》中指出，仅当甲硝
唑耐药率小于 40% 时，序贯疗法的有效性才高于 14 天三联疗法。
该疗法的缺点在于治疗方案过于复杂，导致患者依从性较差。假如
患者不按正规疗程服用药物，有发展为多药、耐药的可能性。

4. 伴同疗法

伴同疗法为 PPI+ 克拉霉素 + 阿莫西林 + 甲硝唑且疗程持续时间
至少达到 10 天。许多研究表明，在高克拉霉素耐药（15% ～ 40%），
但甲硝唑耐药率低于 40% 的地区，非铋剂四联 14 天伴同疗法是有
效的一线治疗方案。西班牙、希腊、意大利等国家的许多研究一致
表明采用伴同疗法对 Hp 的根除率可达 85% ～ 94%。我国的一项前
瞻性研究对纳入的 Hp 阳性未治疗患者行伴同疗法，在符合研究方
案分析（PP 分析）中获得 86.7% 的根除率。Maastricht V 指南指出，
目前伴同疗法应作为首选的非铋剂四联方案，因其能够有效克服抗
菌药物的耐药性。伴同疗法具有疗程依赖性，即疗程越长，根除效
果越好。当伴同疗法的疗程与序贯疗法的疗程相同时，前者的治疗
效果明显优于后者。关于伴同疗法最佳疗程的选择，Maastricht V 指
南指出，除非当地 10 天疗程根除率较高，一般建议选择 14 天疗程。

5. 混合疗法

混合疗法为前 7 天给予 PPI+ 阿莫西林二联治疗，后 7 天给予

PPI+阿莫西林+克拉霉素+甲硝唑四联伴同治疗。即使在克拉霉素和甲硝唑双重耐药的菌株中，此疗法亦分别获得了99%的PP分析和97%的意向性分析（ITT）根除率。一项随机对照临床试验结果表明，混合疗法的根除率相当于14天伴同疗法。然而，相关的研究极其有限，其有效性仍需进一步验证。

（三）联合用药

提升Hp的根除率要避免使用单一抗生素治疗。任何单一抗生素都很难达到根除效果，而且容易使Hp产生耐药性。抗生素与铋制剂或PPI联合使用不仅能减少Hp耐药菌株的产生，而且还能增大抗生素在胃内的药物浓度、增加抗生素的活性，尤其对受胃酸影响的药，如阿莫西林和克拉霉素等与PPI联用比与铋剂联用更有效。

（四）治疗个体化

马斯特里赫特Ⅳ/佛罗伦萨共识意见指出，如果初次治疗失败后，含铋剂四联疗法、含左氧氟沙星三联疗法和铋剂+左氧氟沙星四联疗法应被推荐为二线治疗方法，而Hp药敏试验应被推荐为三线治疗方法。在克拉霉素耐药率为15%～20%，或甲硝唑耐药率为40%地区，Hp的耐药检测更显得十分关键。西班牙的一项研究结果表明，通过药敏试验可将标准三联疗法的成功率从72%提高到94%。另有一项研究结果显示，药敏试验可将标准三联疗法的成功率提高23.2%。我国《第五次全国幽门螺杆菌感染处理共识报告》指出，在经过多次Hp根除失败后，治疗、根除的难度将会明显增加，应再次评估获益风险比。因此不论初次治疗还是补救治疗，如需选择含克拉霉素、甲硝唑或左氧氟沙星的三联方案，均应进行药物敏感试验，对患者进行个体化治疗。在Hp个体化治疗方案的选择中，应当综合当地的幽门螺杆菌抗菌药物耐药率、个人药物使用史，权衡疗效、药物费用、不良反应和药物可获得性，选择最为合理的治疗方案。目前常用的药敏方法有分离培养及药物敏感试验法及分子生物学检测，细菌培养药敏试验又包括 E-test 法、琼脂稀释法和药物纸片扩散法。幽门螺杆菌对生长环境要求苛刻，分离培养较为困难，而且基于 Hp 分离培养的药敏试验检验周期长（平均需要9 天），因此药敏培养十分困难。而幽门螺杆菌的分子生物学检测成功率高，并且检验周期短。由于药敏试验有诸多限制，幽门螺杆菌药敏试验不是一种常规的检测方法，与经验治疗四联方案相比，药物敏感试验的三联方案应用药物数量少，其不良反应可能会比较少。但药物敏感试验增加了费用，其成本与效益比需要进一步评估，而且其准确性和可获得性也是影响其推广的关键因素，对于这种治疗方案适用于一线、二线还是三线治疗，人们仍有很多争议。

（五）研究新的抗菌药物及方法

1. 铋制剂在 Hp 耐药株中的作用

在《第五次全国幽门螺杆菌感染处理共识报告（2017）》中推荐使用低耐药率抗生素的四联方案，每种方案都包含铋剂和 PPI 与抗生素的联合应用，充分体现出它们的重要性。铋剂与抗生素联合使用可对耐药的幽门螺杆菌菌株产生体外协同抑菌和杀菌作用，这种四联方案可以很好地克服抗生素治疗幽门螺杆菌的耐药问题，提高幽门螺杆菌的根除率，同时它还能预防由于服用过多抗生素而导致艰难梭菌感染的并发症。铋剂可通过抑制幽门螺杆菌的黏附、减低幽门螺杆菌的 pH 缓冲能力、降低幽门螺杆菌的氧化应激防御能力等多种途径达到根除幽门螺杆菌及降低幽门螺杆菌对胃黏膜损伤的作用，正因如此，几乎没有铋剂耐药的幽门螺杆菌存在。尽管铋剂为非抗生素，但单用铋剂的幽门螺杆菌根除率仍可达 7%～43%，相比单用阿莫西林 0%～10% 的根除率以及单用甲硝唑 0%～10% 的

Hp 根除率，铋剂具有绝对的优势。此外，铋剂联合阿莫西林的二联疗法的根除率平均为 44%，而铋剂联合阿莫西林、甲硝唑的三联组合可进一步提高幽门螺杆菌根除率至 73%。因质子泵抑制剂可提高胃内 pH 值，进而促进幽门螺杆菌的存活及增殖。而且当胃内 pH 大于 5.0 时，阿莫西林及克拉霉素等 pH 相关抗生素的活性增强，从而更利于杀灭胃内定植的 Hp。因此，PPI 联合两种抗生素及铋剂成为当前应用较广的铋剂四联疗法。

首先，针对铋剂的大规模应用，不需考虑耐药性的问题，而且初次治疗使用铋剂的成功率高，尤其是对于因抗生素耐药致幽门螺杆菌根除率较低的地区，铋剂容易获取，对幽门螺杆菌的根除起到了关键作用，故我国目前推荐含铋剂四联根除幽门螺杆菌。虽然铋剂的短时间应用效果明显，但是患者短期内可出现头晕、恶心、黑便等轻微不良反应，但长时间服用会在一定程度上影响健康，有发生急性肾衰竭、铋性脑病等疾病的可能。严重肾功能不全、持续性腹泻、哺乳期妇女严禁使用铋剂，而且 24 小时内铋剂的服用量不应超过 600mg，连续口服不应超过 6 周。但是铋剂目前仍为非处方药，存在较大的潜在应用风险。因此对具有铋剂禁忌证的患者一定要选择非铋剂根除方案，针对应用含铋剂根除方案的患者更应该严格监测其不良反应，切忌超量使用和延长疗程。

2. 中药在 Hp 感染治疗中的作用

近年来有许多关于中医中药对 Hp 感染治疗的最新进展，有研究表明某些中药，如三七、大黄、桂枝、元胡、连翘、党参、黄芩、白芍、乌药、黄连等有杀抑幽门螺杆菌的作用。大量实际研究表明，单味中药具有十分显著的抑制幽门螺杆菌的作用，其中幽门螺杆菌高度敏感的药物有黄连、黄芩、三七等；中度敏感药物有丹参、延胡索、大黄、甘草等；低度敏感药物有鸡内金、陈皮、白及、白芍、知母、连翘等。因此西医三联或四联疗法配合中药的应用可能会提高 Hp 根除率并减少副作用,值得进一步研究。最近一项针对我国传统的治疗慢性胃炎的中药温胃舒 / 养胃舒联合 PPI 三联疗法对幽门螺杆菌根除治疗的全国多中心临床研究显示,温胃舒 / 养胃舒联合 PPI 三联疗法能够有效提高幽门螺杆菌的根除率。所以中医、中药的胃黏膜保护剂以及中西医结合治疗幽门螺杆菌感染也可能成为 Hp 感染治疗的新方法或失败后的补救治疗方法。

研究表明,在幽门螺杆菌的抗菌作用方面,西药明显优于中药,但在保护和提高胃黏膜防御能力及维护机体微环境平衡的角度上,中药优于西药,这可能也与中药抗 Hp 耐药有关。我国拥有丰富的中草药资源,多种单味中药和中药合剂均具有明显抗菌作用,不过不同的中药对不同细菌的杀菌效果亦存在明显差异。中医认为,幽门螺杆菌感染患者为湿热之邪,以脾胃湿热的类型较为常见,可通过清热燥、除湿解毒的方式祛除湿热,从而清除幽门螺杆菌。如今,中药抑制幽门螺杆菌作用的相关研究仍处于不断探索中。有文献报道,温郁金的活性成分姜黄素对幽门螺杆菌的活性具有明显的抑制作用。而且对复方中药制剂、中成药等根除 Hp 的研究也正在进行,有文献报道,蒲地蓝、蒲元和胃胶囊均对幽门螺杆菌有不同程度的抑制作用。总而言之,中西医结合治疗耐药幽门螺杆菌相比单纯的西医或中医治疗具有十分明显的优势,一方面,可以发挥中药几乎无耐药性的优势,起到对胃黏膜的保护作用,并且丰富幽门螺杆菌治疗的相关措施;另一方面,通过补救疗法或替代疗法,也可以有效减少抗生素的过度使用和滥用,从而对降低 Hp 对抗生素的耐药性并提高 Hp 的根除率产生极其深远的影响,有极强的研究价值和临床价值。虽然目前我们得到的数据都表明中西医结合治疗耐药幽门螺杆菌的方法具有明显的效果,但是相关研究均是小样本的研究,还没有完备的中西医结合根除 Hp 的治疗方案,而且结合治疗根除 Hp

机制尚不能完全阐明，中药活性成分的提取也尚不完善，未来还有很长的研究之路需要走。

3.益生菌在 Hp 感染治疗中的作用

从益生菌被首次发现至今，科学家们从未停止过对益生菌的研究，2001 年世界卫生组织将益生菌定义为适量摄取对宿主有益的活性微生物。益生菌的种类也十分丰富，包括双歧杆菌等厌氧菌类、肠球菌等需氧或兼厌氧菌以及枯草芽孢杆菌等需氧菌。益生菌治疗幽门螺杆菌的作用机制为：通过调节肠道菌群减少不良反应发生，从而形成机械屏障阻止幽门螺杆菌侵入，并可产生乳酸、细菌素和过氧化氢等物质组成肠道化学屏障，直接抑制或杀死幽门螺杆菌，提高幽门螺杆菌根除率。一项关于益生菌的 Meta 分析显示，结合益生菌治疗组的 Hp 根除率较传统三联治疗组有明显的提高。此外有研究报道，益生菌可改善 Hp 根除治疗的疗效。

不过也有文献报道，益生菌并不能改善 Hp 根除率，只能减少治疗方案中药物的不良反应。由于益生菌品种多、应用广泛，其对 Hp 根除治疗的作用机制尚有争议，因此目前还未形成明确推荐的益生菌药物和剂量，且益生菌和抗生素之间是否存在相互作用亦不明确。也有研究发现，若 Hp 所感染患者的免疫力较低，并且同时接受了抗生素和益生菌治疗，则有可能发生耐药性基因的转移，导致患者所携带的 Hp 产生耐药。为了降低抗生素对益生菌疗效的影响并减轻其对胃黏膜的刺激，建议餐后口服抗生素，两到三小时后温水口服益生菌，以达到最好的效果。但目前对益生菌治疗 Hp 疗效的研究尚缺少完全随机队列研究和人体试验研究的证实，仍需大量设计良好试验研究的进一步探索。

至今已有许多研究证实，益生菌在提高 Hp 根除率和减轻胃肠道不良反应方面具有一定疗效，而且可以提高患者的服药依从性，但是对于联合用药的给药时机、疗程、最佳剂量、菌株选择、安全性等问题仍有待进一步研究证实。随着研究的不断深入，相关人员需要进行更多、更严谨的多中心、高质量的临床试验，从中获取最佳方案，这样才能更好地探究益生菌在根除幽门螺杆菌治疗中的作用。

4.天然产物和食品的抗菌作用

国外的一项研究称，乳制品，蜂产品和鱼油，维生素，无镍饮食等具有抗 Hp 的活性。对于抗 Hp 感染的治疗来讲，具有抗 Hp 活性的天然产物和食品作为替代药物具有很大的应用前景。通过体外和体内实验，特别是在临床试验中，评估不同天然产物和食品成分的抗菌效果是十分关键的。基于此，可以提出一种潜在有效的饮食相关治疗方案。最后，还需要进一步的研究来探索新的、局部的和自然的治疗方法，并与传统的抗菌药物联合使用，作为幽门螺杆菌感染的辅助治疗。

除了我们之前提到的各种治疗方法，西医还提出幽门螺杆菌的疫苗研制。这个方法对于幽门螺杆菌感染的预防和控制具有十分重要的意义，这些都是幽门螺杆菌根除治疗的新思路，有待更多符合循证医学要求的全国多中心临床研究来证实，今天的新思路也许会成为明天治疗 Hp 感染的新手段。

（六）病原学和药理学层面出发，配合专家调整临床

只有通过深入分析幽门螺杆菌对不同类型抗生素的耐药机制及抗菌药物在体内的药代动力学特征，才能结合临床的实际，合理调整用药方案并进行循证医学评价。随着新的强力抗酸药物的推出，幽门螺杆菌根除方案中的抗生素杀菌活性也有望得到改善。

目前根除 Hp 的主要手段仍然是抗生素疗法，然而，这种疗法因 Hp 抗生素耐药性而备受阻碍。因此，了解抗菌药物耐药机制对于

指导一线治疗根除方案或重复性根除治疗失败的患者的替代方案非常重要，随着时间的推移，幽门螺杆菌的耐药情况会不断发生变化，我们可以通过建立幽门螺杆菌感染患者数据库等方式及时、有效且全面地记录及更新临床实践中的幽门螺杆菌诊疗信息，定期分析本地的耐药数据信息及根除方案的疗效变化，及时调整经验性治疗方案。由于抗生素在幽门螺杆菌根除治疗中的大量应用，耐药菌株不断出现，幽门螺杆菌的根除治疗面临严峻的问题，因此，寻找新的治疗药物、减少抗生素使用成为幽门螺杆菌耐药的研究重点。未来的治疗策略是需要有效的非抗生素来治疗由抗生素导致的高耐药突变，如益生菌、抗菌肽、纳米技术、中医中药等新策略，对天然抗Hp药物的研究可能成为一种较好的根除Hp治疗手段，也值得深入研究。由于各个国家和地区根除Hp药物的耐药情况存在明显的地区差异，所以应深入了解根除Hp药物的耐药机制、不良反应，依据各地区耐药具体情况选择根除幽门螺杆菌药物，确定相应的治疗方案，为进一步提高幽门螺杆菌根除率及改善幽门螺杆菌耐药等方面指明新的方向。

参考文献

[1] 李凡，徐志凯，等．医学微生物学：第 8 版 [M]．北京：人民卫生出版社，2013.

[2] 谢川，吕农华．中国幽门螺杆菌感染的现状 [J]．疾病监测，2018，33（4）：272-275.

[3] 韩一凡，于新娟，王莉莉，等．中国幽门螺杆菌耐药情况研究 [J]．胃肠病学和肝病学杂志，2017，26（6）：664-669.

[4] 魏驰，李静．幽门螺杆菌感染的研究进展 [J]．锦州医科大学学报，2017，38（1）：96-99.

[5] 张建中．中国幽门螺杆菌治疗低根除率现状及应对策略 [J]．胃肠病学和肝病学杂志，2017，26（6）：637-639.

[6] 刘爱茹，杜奕奇．我国幽门螺杆菌感染现状和治疗策略的改变 [J]．世界华人消化杂志，2016，24（32）：4396-4403.

[7] 胡伏莲．幽门螺杆菌根除失败的原因分析和处理策略 [J]．现代消化及介入诊疗，2010，15（2）：108-112.

[8] Vianna J S, Ramis I B, RAMOS D F, et al. Drug resistance in Helicobacter pylori [J]. Arquivos de Gastroenterologia, 2016, 53(4): 215-223.

[9] Rezaeimanesh N, Farzi N, Pirmanesh S, et al. Management of multi-drug resistant Helicobacter pylori infection by supplementary, complementary and alternative medicine: a review [J]. Gastroenterology and hepatology from bed to bench, 2017, 10 (Suppl1): S8.

[10] 白改艳，李岩．幽门螺杆菌耐药性机制及中药治疗进展 [J]．中国

中西医结合消化杂志，2020，28（6）：477-481.

[11]文婷婷，杨勇，戴娜，等.151例幽门螺杆菌检测阳性患者对不同抗菌药物的耐药及多重耐药情况分析[J].抗感染药学，2020，17（7）：982-983.

[12]刘文忠.努力提高幽门螺杆菌根除率（一）[J].胃肠病学，2016，21（8）：450-454.

[13]李娜，聂占国.幽门螺旋杆菌对抗生素耐药现状及其机制研究进展[J].山东医药，2013，53（16）：85-88.

[14]张淑梅，李琦.幽门螺旋杆菌根除方案中抗生素耐药的选择[J].名医，2020（6）：196，199.

[15]黎宏章，徐雪华，刘云惠，等.难治性幽门螺杆菌胃炎患者的耐药性及根除治疗的研究[J].浙江医学，2020，42（12）：1321-1323.

[16]张秋月，周建华，原江水，等.耐药幽门螺杆菌的治疗新策略[J].中国微生态学杂志，2020，32（7）：842-848.

[17]罗晓明，宋仙平，秦威，等.幽门螺杆菌的感染现状和诊断治疗进展[J].江苏预防医学，2019，30（6）：646-649.

[18]胡奕，庄园，吕农华.抗生素高耐药时代重视铋剂四联方案在根除幽门螺杆菌中的应用[J].医学新知，2020，30（3）：179-183.

[19]刘付俊业，李俊达，胡桂花，等.幽门螺杆菌根除失败后的耐药情况分析[J].中国医药导报，2020，17（8）：60-63.

[20]任小英，李雪宏，张淑贞，等.根除幽门螺杆菌，从合理使用抗生素做起[J].新发传染病电子杂志，2020，5（1）：38-42.

[21]杨闪闪，叶晖，张学智.中西医结合治疗耐药幽门螺杆菌的研究进展[J].北京中医药，2020，39（2）：178-181.

[22]张俊璇，方超然，时鑫鑫，等.根除幽门螺杆菌治疗药物的研究进展[J].医学综述，2020，26（2）：316-321.

[23]宋函憶，姚鑫洁，郑宇芪，等.幽门螺杆菌药敏检测方法比较及

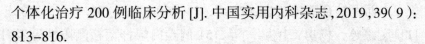

个体化治疗 200 例临床分析 [J]. 中国实用内科杂志,2019,39(9)：813-816.

[24]王雨嘉，杜奕奇，李兆申 . 幽门螺杆菌的广泛根除是否会导致耐药性增加 [J]. 中国实用内科杂志，2019，39（6）：520-523.

[25]蒋明远，黄华，路明亮，等 . 益生菌在根除幽门螺杆菌治疗中的应用及研究进展 [J]. 国际消化病杂志，2019，39（2）：124-127.

[26]陈梅红，严谨，党旖旎，等 . 幽门螺杆菌对抗菌药物耐药的研究进展 [J]. 胃肠病学，2019，24（2）：115-118.

[27]张卓然，夏梦岩，等 . 微生物耐药的基础与临床 [M]. 北京：人民卫生出版社，2007.

第二章　幽门螺杆菌的耐药机制

幽门螺杆菌（Helicobacter pylori，简称 H.pylori）为革兰阴性微需氧型细菌，可以在人体内高胃酸环境内定植而引起疾病，是目前世界上感染率最高的细菌之一。H.pylori 所致的慢性胃炎是一种传染性疾病，可以在人和人之间传播。1994 年，世界卫生组织已将 H.pylori 列为首类致癌因子，慢性 H.pylori 感染是公认的胃癌最严重的危险因素。世界上近一半人感染 H.pylori，我国也是 H.pylori 感染的高发国家，H.pylori 感染不仅与慢性胃炎、胃溃疡、十二指肠溃疡及胃癌、胃黏膜相关淋巴组织（MALT）淋巴瘤密切相关，还与许多胃肠道外多系统多学科疾病有关。H.pylori 感染治疗一直是科研工作者最关注和最热门的研究话题。根除 H.pylori 不仅可以促进消化性溃疡的愈合和降低溃疡并发症的发病率，还能使约 80% 早期 MALT 淋巴瘤患者获得缓解。可见，根除 H.pylori 可使患者获益匪浅。临床上 H.pylori 主要治疗药物有抗生素（喹诺酮类抗生素、β - 内酰胺类抗生素、大环内酯类、四环素类）、金属类抑菌剂：铋剂、中药等其他制剂）。近年来，益生菌常被用于 H.pylori 的治疗，也取得了较好的治疗效果。

随着抗生素的大量使用，H.pylori 出现了严重的耐药问题，是导致 Hp 根治失败的主要原因。H.pylori 的耐药性随着时间的增加逐年升高，且其耐药性具有明显的地域性。韩一凡等人对我国 Hp 的耐药性进行 Meta 分析发现，克拉霉素从 1999 年的 15.4% 上升到 2014 年的 29.6%，甲硝唑从 1994 年的 26.3% 上升到 2014 年的 77.1%，左氧氟沙星从 2006 年的 2.9% 上升到 2014 年的 18.9%。10 年时间里，甲硝唑和克拉霉素对 Hp 的耐药性提高了近两倍。Khademi 等人对伊朗地区 Hp 的耐药性进行分析，结果显示 Hp 对克拉霉素、甲硝唑的总耐药性分别为 25.3% 和 64.9%。葡萄牙一项横断面研究结果显示，Hp 对克拉霉素的耐药率为 42%。而近年来，有关 H.pylori 多重耐药的菌株报道也频频出现，各国报道中常见的 H.pylori 三重耐药类型主要为：甲硝唑＋克拉霉素＋左氧氟沙星，我国北京 2013—2014 年 H.pylori 的克拉霉素＋左氧氟沙星＋甲硝唑的耐药率为 17.1%；2009—2010 年 H.pylori 四重、五重、六重耐药率分别为：6.2%、0.3%、0.3%；2013—2014 年分别为 7.3%、2.3% 和 0.1%。可见，我国 H.pylori 的耐药形势异常严峻，而研究 H.pylori 抗菌药物的耐药机制，是避免 H.pylori 耐药继续恶化的重要手段。

抗生素（antibiotic）是指由微生物（包括细菌、真菌、放线菌）或高等动物在生产过程中所产生的具有抑制或杀灭病原微生物的一类化学物质。临床上常用的抗生素主要来自微生物培养液中代谢产物的提取、化学合成或半合成的化合物。抗生素按化学结构主要分为喹诺酮类抗生素、β-内酰胺类抗生素、大环内酯类、四环素类、氨基糖苷类抗生素等；按用途可分为抗细菌抗生素、抗真菌抗生素、抗肿瘤抗生素、抗病毒抗生素、畜用抗生素、农用抗生素及其他微生物药物等。抗生素的抑菌或杀菌作用主要是针对"细菌有而人（或其他动植物）没有"的机制进行杀伤，其作用机制主要有四个：抑制细菌细胞壁的合成；增强细菌细胞膜的通透性；干扰细菌蛋白质的合成；抑制细菌核酸复制及转录过程。临床上治疗 H.pylori 的主要抗生素包括：喹诺酮类抗生素、β-内酰胺类抗生素、大环内酯类、四环素类等。治疗 H.pylori 的常用抗生素及其耐药机制，以及常见的突变位点如表 2-1 所示。

表 2-1 治疗 H.pylori 的常用抗生素及其耐药机制以及常见的突变位点

抗生素种类	代表药物	耐药机制	常见突变位点
β-内酰胺类	阿莫西林	青霉素结合蛋白结构的改变	PBP1、PBP2、PBP3
大环内酯类	克拉霉素	23SrRNA V 区基因位点的突变	A2143G、A2142C、A2143
喹诺酮类	左氧氟沙星	gyrA 基因 QRDR 的突变	Asn87Lys、Asp91Gly 等
四环素类	四环素	16rRNA 的点突变	AGA926-928 发生单碱基或多碱基突变

注：1. PBP 即青霉素结合蛋白。2. QRDR：喹诺酮耐药决定区。

第一节 幽门螺杆菌对 β - 内酰胺类抗生素的耐药机制

β - 内酰胺类抗生素是最安全、最有效、临床应用最广的一类抗生素，主要通过抑制细菌细胞壁的合成而起到抑菌作用，其主要药物包括青霉素类、头孢菌素类两大类，他们在结构上的共同特征是均含有 β - 内酰胺环，结构式如图 2-1 所示。

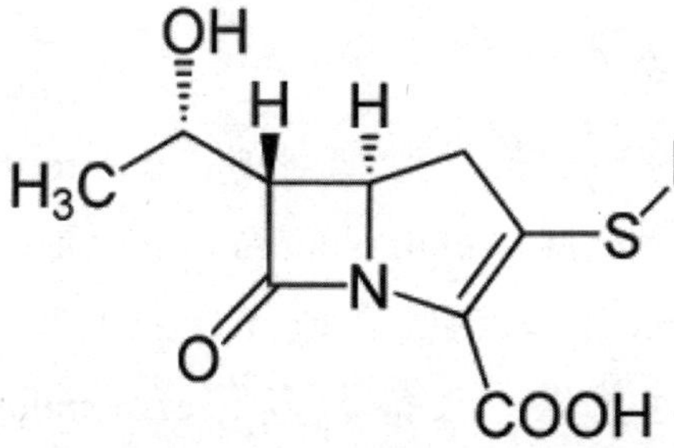

图 2-1 β - 内酰胺环结构示意图

一、代表药物

（一）青霉素类

1. 天然青霉素

主要指青霉素（pnicillin）。

2. 半人工合成青霉素

（1）耐酸青霉素：青霉素 V（phenoxymethyl pnicillin）、芬贝西林（fenbenicillin）、菲那西林（phenethicillin）等。

（2）内酰胺酶抗生素：甲氧西林（methicillin）、双氯西林（dicloxacillin）、苯唑西林（oxacillin）、氯唑西林（cloxacillin）等。

（3）广谱青霉素：氨苄西林（ampicillin）、美坦西林（metampicillin）、酞氨西林（talampicillin）、阿莫西林（amoxicillin）等。

（4）抗铜绿假单胞菌的广谱青霉素：羧苄西林（carbenicillin）、卡那西林（carfecillin）、卡茚西林（carindacillin）、磺苄西林（sulbenicillin）等。

（5）主要作用于革兰阴性杆菌的青霉素：替莫西林（temocillin）、匹美西林（pivmecillinam）、美西林（mecillinam）、福米西林（formidacillin）等。

（二）头孢菌素类

1.第一代头孢菌素：头孢唑啉（cefazolin）、头孢噻啶（cefaloridine）、头孢硫脒（cefathiamidine）、头孢拉定（cefradine）、头孢乙腈（cefacetrile）、头孢氨苄（cefalexin）等。

2.第二代头孢菌素：头孢孟多（cefamandole）、头孢呋辛（cefuroxime）、头孢克洛（cefaclor）、头孢尼西（cefonicid）、头孢替安（cefotiam）、头孢雷特（ceforanide）。

3.第三代头孢菌素：头孢唑肟（ceftizoxime）、头孢噻肟（cefotaxime）、头孢曲松（ceftriaxone）、头孢他啶（cefazidime）等。

4.第四代头孢菌素：头孢匹罗（cefpirome）、头孢吡肟（cefepime）、头孢唑兰（cefozopran）、头孢利定（cefclidin）等。

（三）其他 β - 内酰胺类

1.碳青霉烯类：亚胺培南（imipenem）、塞西霉索（thienamycin）、帕尼培南（panipenem）、美罗培南（meropenem）、

百阿培南（biapenem）。

2. 头孢霉素类：头孢替坦（cefotetan）、头孢美唑（cefmetazole）、头孢拉宗（cefbuperazone）、头孢西丁（cefoxitin）、头孢米诺（cefminox）。

3. 单环β-内酰胺类：氨曲南（aztreonam）、卡芦莫南（carumonam）。

4. 氧头孢烯类：氟氧头孢（flomoxef）、拉氧头孢（latanmoxef）。

5. 青霉烯类：法罗培南（faropenem）。

（四）β-内酰胺酶抑制剂

包括棒酸、舒巴坦。

（五）β-内酰胺类复方制剂

包括优立新、奥格门汀。

二、β-内酰胺类的抗菌作用机制

β-内酰胺类抗生素主要是通过与细菌菌体细胞膜上的青霉素结合蛋白（penicillin binding proteins，PBPs）结合，抑制细菌细胞壁的合成，使菌体失去渗透屏障而膨胀、裂解，导致细菌死亡。PBPs 是 β-内酰胺类抗生素作用的靶蛋白，细菌有 4～8 种 PBP，相对分子质量范围为 35～40kDa。一般按相对分子质量降序命名，如 PBP1、PBP2、PBP3、PBP4、PBP5 和 PBP6。目前所知的绝大部分细菌都产生 PBPs，不同种属的细菌含有 PBPs 的数量多少、相对分子质量大小以及对 β-内酰胺酶的亲和力有所不同。此外 β-内酰胺类抗生素还可借助细菌自溶酶溶解细菌，从而发挥杀菌作用。

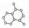

三、幽门螺杆菌对 β－内酰胺类抗生素的耐药机制

β－内酰胺类抗生素的耐药性主要涉及以下 5 种机制：青霉素结合蛋白结构的改变产生的耐药性；β－内酰胺酶产生的耐药性；牵制机制产生的耐药性；细菌外膜的屏障作用产生的耐药性；细菌主动外排药物产生的耐药性。

阿莫西林是用于治疗 H.pylori 的 β－内酰胺类抗生素的代表，具有价格便宜、杀菌能力强等优点，目前 H.pylori 对阿莫西林的整体耐药水平相对较低，是 H.pylori 较为理想的一线治疗药物。国内外大多数研究认为，PBPs 突变是导致 H.pylori 对阿莫西林耐药的最主要因素。在 3 种高相对分子质量的 PBPs（PBP1、PBP2、PBP3）和 6 种低相对分子质量的 PBPs 中，被证实与阿莫西林耐药相关的 PBPs 分子是 3 种高相对分子质量的 PBPs 的突变，而 PBP1 蛋白的突变是阿莫西林耐药中最重要的。Dore 等人在研究中发现，PBP-D 蛋白在 H.pylori 对阿莫西林耐药中起着重要作用。Paul 等人对阿莫西林产生耐药的 H.pylori 的 PBPs 进行分析时，在其中 1 株耐阿莫西林的 H.pylori 中可检测到 PBP1 和 PBP2 蛋白的突变。Rimbara 等人比较 13 株对阿莫西林耐药的 H.pylori 和 3 株对阿莫西林敏感的 H.pylori 的 PBP1、2、3 的氨基酸顺序，在前者分别检测到 6 个突变的 PBP1、4 个突变的 PBP2 和 2 个突变的 PBP3，说明 PBP1、2、3 的突变与阿莫西林对 H.pylori 的耐药性相关，当他们对阿莫西林敏感的 H.pylori 进行转化时，发现 PBP1 和 PBP3 的突变比 PBP1 和 PBP2 的突变或仅 PBP1 的突变对阿莫西林具有更高的耐药性。Qureshi 等人的实验也证明，PBP1 突变与阿莫西林的耐药性有关，其中三个氨基酸 Ser414Arg、Thr556Ser 和 Asn562 是 PBP1 最常见的变化形式。Tseng 等人于 2009 年首次证明了 H.pylori 中 β－内酰胺酶的产生与阿莫西林的高水平耐药相关，同时还证明 PBP1 基因的突变可使 H.pylori 对阿莫西林产生低水平的耐药。PBPs 突变除了与 H.pylori 对阿莫西林的耐药有关，膜通透性的改变也参与 H.pylori 对阿莫西林的耐药过程。

第二节 幽门螺杆菌对大环内酯类抗生素的耐药机制

大环内酯类抗生素是一类在结构上含有 14～16 元大环内酯环的抗生素，常用药物有红霉素、阿奇霉素、罗红霉素和克拉霉素等，该类化合物对革兰阳性菌、革兰阴性菌和支原体等病原体具有较强的抗菌活性，如红霉素对治疗呼吸系统疾病中革兰阳性菌所致感染有较强的活性，但其所致的胃肠道反应也较重。其基本结构如图 2-2 所示。

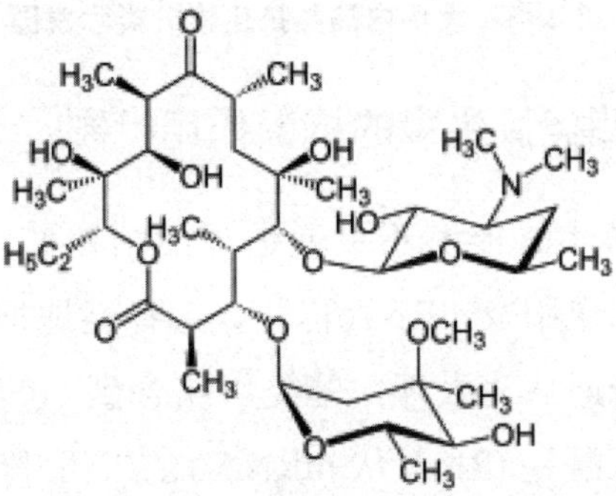

图 2-2 大环内酯类抗生素基本结构示意图

一、代表药物

（一）14 元环抗生素，如红霉素（erythromycin）、克拉霉素（clarithromycin）、罗红霉素（roxithromycin）、喹红霉素（cethromycin）等。

（二）15元环抗生素，如阿奇霉素（azithromycin）。

（三）16元环抗生素，如麦迪霉素（medecamycin）、螺旋霉素（spiramycin）、吉他霉素（kitasamycin）、乙酰吉他霉素（acetylkitasamycin）、罗他霉素（rokitamycin）、交沙霉素（josamycin）和乙酰麦迪霉素（acetylmedecamycin）等。

大环内酯类抗生素按一代、二代的分类如图2-3所示。

第一代大环内酯类	红霉素（14元环）
	乙酰螺旋霉素（16元环）
	麦迪霉素（16元环）
	吉他霉素（16元环）
	交沙霉素（16元环）
第二代大环内酯类	克拉霉素（14元环）
	罗红霉素（14元环）
	阿奇霉素（15元环）
	罗他霉素（16元环）

图2-3 大环内酯类抗生素分类示意图

二、大环内酯类抗生素的抗菌作用机制

大环内酯类抗生素能够不可逆地与细菌核糖体50S大亚基相结合，通过阻断转肽作用及mRNA移位，选择性地抑制蛋白质的合成。现在相关研究者普遍认为大环内酯类可结合到50S亚基23SrRNA的特殊靶位，阻止肽酰基tRNA从mRNA的"A"位移向"P"位，这一过程使得氨酰基tRNA不能结合到"A"位，进而选择性地抑制细菌蛋白质的合成。或与细菌核糖体50S亚基的L22蛋白质相结合，导致核糖体结构的破坏，使肽酰基tRNA在肽链延长阶段较早地从核糖体上解离下来。大环内酯类、林可霉素类和氯霉素类在细菌核

糖体 50S 亚基上的结合位点相近或者相同，故合用时可能发生拮抗作用，也容易使细菌产生交叉抗性，所以不宜合用。由于细菌核糖体为 70S，而哺乳动物核糖体为 80S，因此，对于哺乳动物核糖体几乎无作用。

三、幽门螺杆菌对大环内酯类抗生素的耐药机制

细菌对大环内酯类抗生素的耐药机制可分为三方面：靶位的改变、灭活酶的产生和主动外排系统，靶位改变是主要耐药机制。靶位的改变引起的耐药包括以下两种情况。第一种情况是甲基化酶对细菌 23SrRNA 的 2058 位腺嘌呤进行甲基化：大环内酯类耐药细菌的质粒和转座子上常常带有 erm 基因，该基因能编码甲基化酶，编码的甲基化酶能以 S-腺苷甲硫氨酸（SAM）为甲基供体，对细菌 23SrRNA 的 2058 位腺嘌呤进行甲基化修饰，使 50S 亚基单位和药物的亲和力下降，从而产生耐药；第二种情况是 23SrRNA 或核糖体蛋白的突变：23SrRNA 的 A2058 及其附近区域的突变也可以引起耐药，而核糖体蛋白在大环内酯类耐药机制至今并未确定。

克拉霉素是目前用于根除 H.pylori 的大环内酯类药物代表。根据最新的 Maastricht Ⅳ 共识指南，如果当地克拉霉素耐药率大于 15%，则不推荐使用克拉霉素进行治疗。近年来，H.pylori 对克拉霉素耐药性的增加，是导致 H.pylori 根除失败的主要原因。克拉霉素对 H.pylori 的耐药机制较为明确，主要由 23SrRNA V 区上的点突变所致，但是关于 H.pylori 23SrRNA 点突变的位置的两个位置计数不一致，包括：A2058 和 A2059，A2154 和 A2515，A2142 和 A2143，A2143 和 A2144 等。1996 年，Versalovi 等人首次发现了 H.pylori 23S rRNA V 区上的 A → G 的点突变，导致大环内酯类抗生素与核糖体的结合能力下降，从而赋予 H.pylori 耐药性。随后 Occhialini 等人的研究也证实了 23SrRNA V 区上的点突变是导致 H.pylori 对大

环内酯类抗生素产生耐药的主要原因。H.pylori 具有两个拷贝的编码 23SrRNA 的基因，两个拷贝基因中其中一个拷贝基因发生突变即可导致大环内酯类药物产生耐药，其中突变较多的是 2142 或 2143 的腺嘌呤被鸟嘌呤或者胞嘧啶所取代，记为 A2142G/C 和 A2143G/C。Mégraud 的一项回顾性调查发现，采用测序或者聚合酶链反应 – 限制性片段长度多态性（PCR–RFLP）对 23SrRNA 点突变进行检测，发现 23SrRNA 最常见的突变是 A2143G（69.8%），其次为 A2142G（11.7%）和 A2142C（2.6%），A2142C 突变率较低的原因可能是大多数研究没有使用相关的限制性内切酶来检测它；而 Abadi 等人则证明伊朗地区 H.pylori 对克拉霉素耐药主要由 A2143G 突变引起，其突变比例为 93.7%。除了 A2143G 和 A2142G 的点突变外，也有研究表明 H.pylori 对克拉霉素的耐药也可由 A2142C 的突变引起。不同的 23SrRNA 突变类型，可引起 H.pylori 对大环内酯类抗生的不同耐药水平的变化，其中 2142 位置菌株的突变较 2143 位置的突变有较高的 MIC 水平。正如 García Arata 等人所报道的一样，含有 A2143G 突变的 H.pylori，其克拉霉素的 MIC 为 0.016μg/ml ～ 256μg/ml；2142 突变位置突变的所有菌株（A2142G/C）中克拉霉素的 MIC 均大于 256μg/ml；A2143G 突变的菌株则有较大的 MIC 范围，提示突变可能涉及一个或两个 23SrRNA 操纵子，也有可能是由其他的耐药机制所引起。其他耐药机制，如灭活酶的产生、主动外排系统、膜渗透性的下降机制尚未明确，可通过基因测序的方法检测 H.pylori 的基因序列来判断。

第三节 幽门螺杆菌对喹诺酮类抗生素的耐药机制

喹诺酮类抗生素是应用广泛的人工合成抗菌药物，其结构中含有 4- 喹诺酮诺酮，在其侧链上引入不同的基团可影响该类药物的抗菌谱、脂溶性和不良反应等，药物不良反应较少，对革兰阴性菌和革兰阳性菌均具有较强的抗菌活性。其结构式如图 2-4 所示。

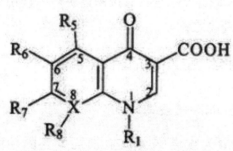

图 2-4 喹诺酮类抗生素结构示意图

一、代表药物

（一）第一代喹诺酮类，包括萘定酸（nalidixic acid）、奥索利酸（oxolinic acid）和吡咯米酸（piromidic acid）等，为窄谱抗菌药，主要作用于革兰阴性菌，对革兰阳性菌和铜绿假单胞菌无活性，不良反应多，临床应用效果一般。

（二）第二代喹诺酮类，包括吡哌酸（pipemidic acid）和西诺沙星（cinoxacin）等，主要作用于革兰阴性菌，对铜绿假单胞菌和革兰阳性菌有一定的作用。

（三）第三代喹诺酮类，又称氟喹诺酮类，主要包括环丙沙星（ciprofloxacin）、氧氟沙星（ofloxacin）、左氧氟沙星（levofloxacin）、洛美沙星（lomefloxacin）、氟罗沙星（fleroxacin）、司帕沙星（sparfloxacin）、培氟沙星（Pefloxacin）和诺氟沙星（norfloxacin）等。此类药物不仅改善了 DNA 旋转酶的抑制活性，还提高了其抗菌活性，拓宽了抗菌谱，对革兰阴性、阳性菌和非发酵菌都有作用，副作用较小。

（四）新喹诺酮类，包括左氟沙星 Levofloxacin、曲伐沙星 trovafloxacin、格帕沙星 grepafloxacin、莫西沙星 moxifloxacin、格替沙基 gatifloxacin、加替沙星 gatifloxacin、吉米沙星 gemifloxacin、加雷沙星 garenoxacin 等。它具有抗菌谱更广、作用更强的特点，有超广谱喹诺酮类药物之称。

二、喹诺酮类抗生素的抗菌作用机制

（一）抑制 DNA 促旋酶

DNA 促旋酶为喹诺酮类抗生素抗革兰阴性菌的重要靶点。DNA 在转录或复制过程中其双螺旋结构部分打开，同时引起解螺旋附近的双螺旋结构过度缠绕，形成正超螺旋，这将阻碍双螺旋结构的进一步打开，使转录或者复制过程难以继续。一般认为喹诺酮类是通过作用于 DNA 促旋酶的 A 亚基发挥抗菌作用，但二者并不是直接结合，而是喹诺酮类与酶和 DNA 形成复合物后抑制 DNA 促旋酶的切口活性和封口活性，从而达到灭菌的目的。

（二）抑制拓扑异构酶Ⅳ

拓扑异构酶Ⅳ是喹诺酮类药物抗革兰阳性菌的重要靶点。细菌在复制过程中常形成环连体等异常 DNA 结构，拓扑异构酶Ⅳ具有解环连体和松弛超螺旋等生理作用，可修复 DNA 复制过程中产生的异常结构。喹诺酮类通过干扰细菌 DNA 复制过程发挥抗菌作用。喹诺酮类抗生素可能还存在其他机制，如诱导菌体 DNA 的 SOS 修复功能，出现 DNA 错误复制而导致细菌的死亡。喹诺酮类在抗菌时具有抗生素后效应，抗生素后效应持续时间的长短与喹诺酮类药物的血药浓度呈正相关。

三、幽门螺杆菌对喹诺酮类抗生素的耐药机制

细菌对喹诺酮类药物的耐药机制分为特异性和非特异性两类。特异性耐药机制有拓扑异构酶氨基酸顺序的突变和耐药性质粒的出现，导致药物作用靶位的改变，使药物不能对其产生作用；非特异性耐药机制包括细菌外排系统表达水平和膜通透性的改变，使药物的主动外排增加和（或）内流减少。喹诺酮类耐药有以下几个特点：耐药可以发生在染色体上，质粒介导的耐药性近年来也有报道，应对其给予重视；耐药基因 gyrA 会在一个很小范围内突变，这个范围被称为喹诺酮耐药决定区（quinolone resistance-detemining region, QRDR）；喹诺酮类药物之间存在广泛的交叉耐药，有些还与其他药物存在交叉耐药。迄今为止，尚未发现灭活酶介导喹诺酮类药物的耐药机制。

H.pylori 对喹诺酮类药物的耐药机制主要与 gyrA 基因 QRDR 的突变有关。DNA 旋转酶由 gyrA 和 gyrB 基因编码，而 parC 和 parE 基因编码拓扑异构酶Ⅳ，未发现 parC 和 parE 基因突变参与 H.pylori 的耐药过程。细菌对氟喹诺酮类的主要耐药机制是通过干扰细菌旋转酶的活性从而干扰细菌 DNA 的复制，氟喹诺酮类对 H.pylori 的耐药主要是影响 DNA 旋转酶的 A 亚单位，由 gyrA 基因的喹诺酮耐药决定区（QRDR）点突变引起，其中点突变最常涉及 gyrA 中第 87

位（Asn87Lys）和 91 位（Asp91Gly，Asp91Asn，Asp91Tyr）氨基酸的替换。Rimbara 等人发现，gyrA 基因上 87 位（Asn87Lys）较 91 位（Asp91Asn）氨基酸位点的替换赋予氟喹诺酮类药物更高的抗性。Rhie 等人首次报道了 gyrA 基因第 85 位（Gly85Cys）氨基酸的替换参与了氟喹诺酮类药物的耐药性，这一发现说明在氟喹诺酮类药物增加的时代，H.pylori 可能会对氟喹诺酮类药物产生一些新的耐药机制。但 gyrB 基因的突变与氟喹诺酮类药物的耐药性仍然存在一定的争议，Rhie 认为 gyrB 基因的突变与耐药性无关，而 Rimbara 等人则认为 gyrB 基因 463 氨基酸的位点突变显示出对氟喹诺酮类药物的抗性，可以作为对氟喹诺酮类药物新的耐药机制。

第四节　幽门螺杆菌对四环素类抗生素的
耐药机制

　　四环素是由链霉素产生或经半合成制取的一类广谱抗生素，主要应用于革兰阴性和阳性菌、细胞内支、衣原体和立克次体引起的感染。半合成的四环素抗菌活性较天然四环素活性高，具有不易产生耐药和药物不良反应较轻的优点。四环素类抗生素以并四苯母核的化学结构而得名，基本化学结构相同，但在4、5、6、7位上的基团不同。四环素类药物为酸碱两性物质，酸性条件下较稳定，但在碱性溶液中较易被破坏，故临床上一般使用其+。四环素类药物之间存在广泛的交叉抗性，从而限制了他们在临床上的应用。一般而言，当细菌对一种四环素产生耐药时就意味着该细菌对所有的四环素类药物产生耐药。但米诺环素并非如此，因其能抵抗某些耐四环素类药物的菌株成为特例。其结构式如图2-5所示。

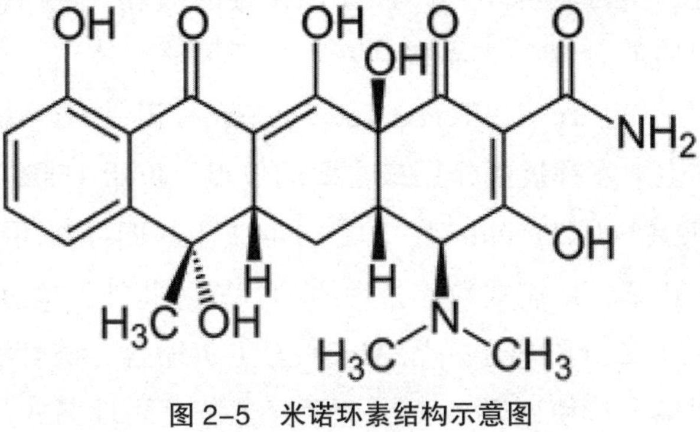

图2-5　米诺环素结构示意图

一、代表药物

（一）由链霉素直接产生的天然四环素，如四环素（tetracycline）、土霉素（oxytetracycline，氧四环素）、金霉素（chlortetracycline，氯四环素）和去甲金霉素（demeclocycline，别名地美环素）等。

（二）半合成四环素，包括美他环素（metacycline，甲烯土霉素）、多西环素（doxycycline，脱氧土霉素）、米诺环素（minocycline，二甲胺四环素），均属于半合成四环素，亦称第 2 代四环素类抗生素。

二、四环素类抗生素的抗菌作用机制

四环素类抗生素属于快速抑菌药，主要通过抑制细菌蛋白而发挥抗菌作用。在较高浓度时也有杀菌作用，对于革兰阴性菌，药物首先以被动方式经细胞壁外膜的亲水性通道转运进入细胞，再以主动转运方式经细胞质膜的能量依赖系统进入细胞质内。药物进入革兰阳性菌的机制至今尚未明确，但可以肯定的是该过程是一个耗能的过程。四环素类抗生素能特异地与细菌菌体内的核糖体 30 亚基的 A 位置结合，阻碍氨基酰 –RNA 在该位置的结合，从而抑制肽链的延长和蛋白质的合成。四环素具有 6 个细菌核糖体结合位点，分别为 Tet–1、Tet–2、Te–3、Tet4、Tet–5、Tet6。其中 Tet–1 被认为是四环素类抗生素发挥抗菌作用最主要的位点，位于 16sRNA 的 31 螺旋和 34 螺旋（helix31 and 34，h31，h34）上。四环素还可通过结合线粒体 70S 亚基，抑制线粒体蛋白质的合成。此外，也有研究报道，该类药物可与二价阳离子（以 Mg^{2+} 为主）缩合，破坏 Mg^{2+} 与核糖体的正常结合，使四环素类抗生素穿越革兰阴性菌的外膜被分解释放，并通过扩散作用穿过细胞质膜的脂质双层进入细胞内，从而发挥杀菌作用。

三、幽门螺杆菌对四环素类抗生素的耐药机制

四环素类抗生素通过与细菌胞内核糖体 30S 亚基形成可逆结合体，抑制蛋白质合成，从而达到抑菌效果。细菌对四环素类药物产生耐药的原因是获得了四环素耐药基因，且这些基因与质粒、转座子、接合转座子和整合子结合在菌群间广泛传播。细菌对四环素的耐药机制主要涉及以下 5 个方面：外排泵作用，将四环素由细胞内泵出细胞外，从而减少四环素与核糖体的结合；四环素类药物结合的靶位发生变化，即核糖体发生变化，阻止药物与核糖体结合而发挥作用；产生四环素类药物的灭活酶；细胞膜渗透性的改变——降低细胞膜的通透性，导致药物减少或不能进入细胞内；16sRNA 基因突变引起四环素结合位点的改变。

大量研究表明，H.pylori 对四环素的耐药性与 16sRNA 突变有关。Gerrits 等人认为，H.pylori 对四环素的耐药性主要是由于 16sRNA 基因对应位点 AGA926-928 发生单碱基或多碱基突变，AGA926-AGA928 主要位于 H.pylori 核糖体螺旋环 31（helix31）处，是四环素与 16sRNA 的主要结合位点，helix31 区域核苷酸突变将影响 16rRNA 与四环素的亲和力，进而影响四环素的抑菌效果。Seriki 等人对尼日利亚西南部地区消化不良的 50 名患者进行 H.pylori 分离株分析时，发现 7 株 H.pylori 在 926-928 位置上发生核苷酸替换，且 7 株中有 5 株 H.pylori 对四环素产生低水平耐药，突变的表现形式有双碱基突变（G927T/A928C、A926G/A928C）和单碱基突变（A926G）。但 Suzuki 等人检测巴西国家高水平的四环素抗性（TetR）是否发生 AGA926-928TTC16SrDNA 核苷酸替换时，结果显示该地区人群不存在依赖 H.pylori16SrRNA 的 AGA926-928TTC 基因型，说明该地区人群中高水平的 TetR 抗性与 AGA926-928TTC 的

突变无关，提示可能存在其他因素参与了 H.pylori 对四环素的耐药机制。Khan 等人对 9 株耐药四环素进行 H.pylori 分析时，均未检测到 16SrRNA 基因突变，也说明四环素耐药并非由 16SrRNA 基因引起，但是他们在研究中还发现了一种现象，对所有耐药菌株进行抗生素积累试验时，他们发现这些耐药菌株对四环素的积聚明显减少，推测膜通透性的改变可能参与 H.pylori 对四环素的耐药过程。可见，H.pylori 的耐药机制主要是由于 16sRNA 基因突变引起的，细胞膜可能也参与了四环素的耐药过程。

第五节　幽门螺杆菌对金属类抑菌剂的
耐药机制

抗菌剂（anti-bacterial agents）指能够在一定时间，使某些微生物（细菌、真菌、病毒、酵母菌、藻类等）的生长繁殖保持在必要水平以下的化学物质，是一类具有杀菌或者抑菌作用的物质。主要分为 3 大类：无机抗菌剂、有机抗菌剂和天然抗菌剂。本节主要对无机抗菌剂进行介绍。无机抗菌剂主要指银、铜、锌等金属及其金属离子等抗菌剂，主要通过物理吸附离子交换等方法，将银、铜、锌等金属（或离子）固定在氟石、硅胶等多孔材料的表面制成抗菌剂，然后将其加入相应的制品中即可获得具有抗菌能力的材料。水银、镉、铅等金属也具有抗菌能力，但对人体有害；铜、镍等带色离子带有颜色，影响产品的美观，锌有一定的抗菌性，但其抗菌活性仅为银离子抗菌活性的 1/1000。因此银离子抗菌剂在无机抗菌剂中占主导地位。金属铋剂在一些容易获得的国家，常用于 H.pylori 的抗菌治疗。在我国，铋剂是可以获得的，故常用于 H.pylori 的抗菌治疗。下面将对金属类抗菌剂中的银离子和铋剂的抗菌机制分别进行介绍。

一、金属类抑菌剂

（一）金属银原子

银的化学符号 Ag，是白色有光泽的金属原子，呈白色细粉末状，耐热温度可达 1300 ℃以上。可溶于硝酸溶液。Ag 以四种氧化态形式存在并产生四种离子：Ag0、Ag^+、Ag^{++}、Ag^{+++}。Ag 遇水时可呈现 $Ag+H_2O=Ag^+ + e-$ 反应，而 AgO 在水溶液中呈现 $AgO+H_2O=Ag^{2+} + 2OH-$ 反应。在自然界中，银通常与硫化物伴生，并通过风化作用释放到土壤和地表水中。

银用于抗感染治疗由来已久。在抗生素发明之前，第一次世界大战期间，人们曾将银用于预防感染。约翰·伍德尔所著的《外科医生的伙伴》将金属银描述为一种基本的多用途医药产品；17 世纪初，Anegelus Sola 使用硝酸银（$AgNO_3$）治疗癫痫和霍乱；19 世纪德国产科医生卡尔·克雷德使用 0.5%$AgNO_3$ 治疗新生儿肺炎；尼波穆克·鲁斯特用 AgNO3 预防烧伤感染；而 Ag 用于烧伤患者的治疗已长达 50 年。目前报道的 Ag 中毒案例很有限，与其他抗菌剂相比，Ag 的毒性微不足道。2007 年一项应用纳米银敷料治疗烧伤患者的前瞻性研究表明，这些患者体内最高血清浓度为 230 μ g/mL，中位数为 56.8 μ g/mL，这通常与烧伤面积和随后的银暴露有关。在治疗后的 6 个月内，他们血清中的银水平恢复正常，没有显示出长期效应。但在某些银含量较高的地区，已经发现对鱼类和海鲜产生生物毒性，而废水处理厂不受控制地向供水系统释放银，而废水处理厂不受控制地向供水体中释放银，使得银在废物中积累，对动、植物产生一定影响。

（二）金属铋剂

铋的化学符号 Bi，是一种相对稀有的元素，被认为是一种金属或半金属元素。铋有两种主要的氧化态，即三价和五价，其中三价态是最常见和最稳定的形式。90% 铋剂主要通过肾脏代谢，其余 10% 的铋则可经过胆汁分泌进行排泄，摄入的大部分铋以硫化铋的形式排出，导致大便变黑，少量吸收的铋从尿液中排出。严重的肾脏损伤和肝脏损伤，可导致铋剂在体内的蓄积，引起中毒现象。故肾损伤和肝损伤的病人应谨慎使用铋剂。另外，长期应用铋剂可能导致神经病变、脑病、骨关节病、齿龈炎、口腔炎和结肠炎。

铋化合物在医学上已经使用了三个多世纪，用于治疗各种疾病，包括梅毒、结肠炎、伤口感染和四季疟。铋是一种胃黏膜保护剂，它在酸性环境下产生沉淀，形成弥散性的保护层并覆盖于溃疡面，促进溃疡黏膜再生和溃疡愈合，同时具有降低胃蛋白酶的活性、增加黏蛋白分泌、促进黏膜释放前列腺素 2（PGE2）等作用，从而起到黏膜保护的作用，故主要应用于胃肠疾病的治疗。目前临床最常用的铋剂为雷尼替丁橼酸铋钾（pylorid）、胶体果胶铋（colloidal bismuth pectin）和次水杨酸铋（Pepto-Bismol），主要用于治疗 H.pylori 感染。20 世纪 70 年代铋剂主要在澳大利亚和法国使用，随着铋剂的使用，其毒副作用开始显现出来。法国、澳大利亚、巴西等国家陆续开始报道服用铋剂后引发的铋性脑病，尤其是 1972—1977 年法国大剂量、长期使用铋剂导致致命性脑病的暴发和流行。此后铋剂的使用引起了恐慌和重视，并逐渐淡出临床应用。

1985 年 Marshall 报道了铋剂可以杀灭 H.pylori，铋剂又开始被大量应用。在根除 H.pylori 的治疗中，含铋四联疗法可获得 90% 以上的根除成功率，故基于铋剂的四联疗法已被推荐为一线治疗方案。2015 年 10 月 8 日和 10 月 9 日，幽门螺杆菌感染的处理——Maastricht V 共识会议在意大利佛罗伦萨举行，会议上，各代表达成了《幽门螺杆菌胃炎京都全球共识》（简称《京都共识》）。在克拉霉素高耐药率（大于 15%）的地区，推荐铋剂四联疗法或非铋剂四联伴同疗法（PPI+ 阿莫西林 + 克拉霉素 + 甲硝唑）。在克拉霉素和甲硝唑高双重耐药率地区，推荐铋剂四联方案作为一线疗法。铋剂四联方案成为主要的根除方案，在本次共识中得到了推荐。事实上，在克拉霉素和甲硝唑双重耐药率大于 15% 的地区，本次共识不再推荐非铋剂四联方案，推荐的一线、二线和三线经验治疗均为铋剂四联方案，这与我国 2012 年《第四次全国幽门螺杆菌感染处理共识报告》推荐的方案很相似，即针对克拉霉素大于 15% 地区，首先推荐含铋剂的四联疗法。我国仍普遍获得铋剂，应充分利用这一优势。铋剂有直接杀灭 H.pylori 的作用，不易产生耐药，可额外提高耐药菌株根除率，短期应用安全性良好，这些均是共识强烈推荐铋剂四联方案的理由。

二、金属离子的抗菌作用机制

金属作为抗菌材料由来已久，早在几千年前就被广泛应用，如银丝包扎伤口，银、铜器皿盛载食物。金属离子（如 Zn^{2+}）的代谢平衡对细菌的存活至关重要，因为金属离子不仅对生物体内参与代谢的物质如酶、辅酶和催化剂等起重要调节作用，而且还是酶和 DNA 结合蛋白的结构稳定剂。因此，高浓度的金属离子会破坏菌体内原有的稳定状态，对细菌产生毒性反应。目前已知的金属抗菌机制主要有两种：一种以活性氧诱导菌体氧化损伤为基础，另一种以库伦引力作用诱导生物大分子结构改变为基础。金属抗菌可能是这两种机制共同作用的结果。目前对金属银离子和铋剂的抗菌机制阐述得较为明确，下面主要对银和铋剂的抗菌机制进行阐述。

（一）金属银离子的抗菌作用机制

银离子类抗菌剂是最常用的抗菌剂，银离子类抗菌剂的载体有玻璃、磷酸锆、沸石、陶瓷、活性炭等。有时为了提高协同作用，再添加一些铜离子、锌离子。银的抗菌作用依赖于 Ag+ 的生物利用度，它具有与细胞膜相互作用的广谱活性，导致呼吸电子传输系统从氧化磷酸化中解耦连，还干扰膜的通透性和质子动力，抑制呼吸链酶、抑制细胞内电子供体基团，特别是与菌体中酶蛋白的巯

基 -SH 迅速结合，使一些以此为必要基团的酶丧失活性，从而达到杀菌作用。当菌体被 Ag+ 杀死后，又有相当一部分银离子从死亡的菌体上游离出来，再与其他细菌接触，杀灭其他细菌，这样的过程循环往复，这就是银的杀菌性能保持很久的原因，此现象被称为"僵尸效应"，同种细菌和异种细菌之间都能表现出明显的"僵尸效应"，并且随着 Ag+ 浓度的提高，"僵尸效应"带来的结果越发明显。Ag+ 的另一杀菌机理为活性氧学说，该学说认为在氧或者水的环境下，日光照在抗菌剂表面后，产生的活性氧将微生物氧化，此过程被称为氧化杀菌机理。研究表明，当 Ag+ 的浓度在 8 ～ 80ppm 时，细菌的生长可被抑制，且其抑菌效果方面，革兰阴性菌优于革兰阳性菌。纳米氧化银较 Ag+ 具有更强的抗菌活性。

（二）金属铋剂的抗菌作用机制

铋类药物联合抗生素作为四联疗法，在 H.pylori 方面显示出极高的根除率。铋剂通过不同途径对幽门螺杆菌产生直接杀菌作用：在细菌壁和周质间隙形成复合物；抑制不同的酶（如脲酶、延胡索酸、酒精脱氢酶和磷脂酶的活性）；抑制细菌 ATP 的合成；抑制细菌与胃黏膜的黏附。超微结构研究表明，铋化合物在 H.pylori 表面积累，破坏细菌细胞壁和细胞质膜，导致细胞壁脱落，细菌结构降解和空泡化。H.pylori 产生脲酶、延胡索酸、酒精脱氢酶和磷脂酶几种酶，这些酶能促进细菌的定植，抑制细菌脲酶活性是铋类药物的一个重要作用机制。H.pylori 通过酸适应具有独特的定植人体胃内的能力，脲酶是一种双核镍酶，在酸适应中起着重要作用。Zhang 等人认为三价铋可以与位于脲酶活性位点入口处的半胱氨酸残基结合。研究表明，铋对热休克蛋白 A 和 H.pylori 镍结合蛋白也有很高的亲和力，而这些蛋白与细菌的镍稳态有关，结合这两种蛋白可以抑制 H.pylori 脲酶的活性。此外，研究还表明，枸橼酸铋钾通过与位于酶锌结合位点的巯基相互作用来抑制 H.pylori 的乙醇脱氢酶。酒精脱氢酶是 H.pylori 的攻击性特征之一，通过与磷脂和外源蛋白反应引起胃黏膜损伤。在 H.pylori 感染者中，胃黏膜的疏水性降低，可能是由于磷脂酶（A1、A2 和 C）的降解作用。有证据表明，在 H.pylori 的三羧酸循环（TAC）中，铋盐抑制磷脂酶 A2 和富马酸 C 的活性，催化富马酸合成苹果酸。三羧酸循环在细胞代谢中有两个重要功能：首先，它提供合成细胞成分所需要的前体；其次，它是细胞新陈代谢的能量来源。铋结合导致富马酸酶失活，三羧酸循环是铋类药物的潜在分子靶点。翻译因子 Ef-Tu 和 Ef-Ts 是 H.pylori 蛋白质翻译系统的重要组成部分，Ef-Ts 对 Ef-Tu 的 GTPase 活性具有抑制作用，并能增强 GDP 释放，而铋能抑制 Ef-Tu 分子伴侣的活性，并对 GTPase 的活性具有内在抑制和抑制 GDP 释放的作用。最近有研究证明，铋破坏了 H.pylori 的 HypB GTPase 功能，这是镍掺入氢酶过程中的一个完整过程。铋盐与抗生素之间也存在协同作用。有研究显示，如果甲硝唑和克拉霉素耐药的幽门螺杆菌菌株与铋联合使用会变得敏感。故在抗生素高耐药的地区，铋剂的联合使用就显得尤为重要了。

三、幽门螺杆菌对金属抗菌剂的耐药机制

现代化的生产和生活方式中金属离子，如钛、铜、银、铅、铜、锌等被广泛使用。金属离子通过污水排放、动物排泄物、工业废气等进入空气、水体和土壤中。金属离子耐受基因的流行分布是生态环境中金属离子选择压力下宿主菌中金属离子耐受基因进化的结果。基因组序列分析显示，金属离子耐受基因通常由质粒携带，携带金属离子耐受基因的质粒往往也同时携带抗菌药物耐药基因。在对 4582 个质粒分析时发现，约 5% 的质粒同时携带耐药基因和金属离子耐受基因。金属离子与抗菌药物的双重选择，加快了耐药质粒

在菌株间的快速传播。对于抗性基因的遗传背景，包括携带它们的 MGES，需要对其进行更仔细的研究。对于铋是如何对 H.pylori 产生耐药的研究也较少，并且目前为止也还没有发现 H.pylori 对铋剂耐药的报道。为了全面了解 H.pylori 的耐药性，铋剂对 H.pylori 耐药机制将是今后研究的重点内容。

第六节　幽门螺杆菌对中药类抑菌剂的
耐药机制

　　中药是指在中医指导下，用于诊断疾病、预防、治疗并具有康复与保健作用的物质。中药主要来自天然药材及其加工品，包括植物药、动物药、矿物药及部分化学、生物品类药。由于中药以植物居多，故有"诸药以草为本"的说法。我国拥有丰富的中草药资源，中药多为复方成分，多种单味中药和中药合剂均具有明显抗菌作用，不同中药对不同细菌的杀菌或抑菌作用存在差异。多数中草药具有广谱抗菌活性，有的以抗革兰阳性菌为主，有的以抗革兰阴性菌为主，还有的以抗真菌为主。部分抗菌中草药还能抗病毒，如清热解毒药、解表药和利湿药等。中药多为复方用药，中药复方的水提物、醇提物在抗感染性疾病方面的治疗等也取得了一定的效果。因中药具有不易产生耐药性、不良反应低、与抗生素联用可逆转抗生素的耐药性等优点，故在当今抗生素严重耐药的情况下，中药作为一种抗菌剂正在发挥越来越重要的作用。下面分别对中药的抑菌机制和逆转抗生素耐药性进行介绍。

一、中药的体内外抗菌作用

　　胡伏莲教授等采用琼脂稀释法分别检测大黄、黄连、黄芩、延胡索体外对 H.pylori 临床耐药菌株的抗菌活性，结果发现大黄及黄连中药提取物体外对 H.pylori 临床耐药具有明显的抑菌作用；黄芩提取物具有较弱的体外抑菌作用。临床上也有较多研究证实了在三联或四联疗法的基础上加用中药可提高 H.pylori 的根除治疗效果。例如，一项关于荆花胃康联合三联疗法治疗 H.pylori 的多中心临床研究结果表明：荆花胃康联合三联疗法治疗 H.pylori 相关性胃炎，其中 H.pylori 根除率明显高于标准的三联疗法，与铋剂四联疗法相近。最近的一项通过循证医学方法系统性评价：中药联合四联疗法治疗 H.pylori 阳性消化性溃疡的临床有效性和安全性的 Meta 分析表明，中药联合四联疗法和单独应用四联疗法治疗相比，前者的临床总有效率较高，H.pylori 具有更高的根除率和较低的复发率以及低不良反应性。另有实验表明，某些中药与抗生素联用时，具有增强抗生素的抗菌效果。例如，苦参的主要抗菌活性成分为苦参碱、氧化苦参碱和香紫苏醇。通过抗菌活性成分抗产 ES-BLs 和产 AmpC 酶耐药菌作用的研究，研究者发现，苦参碱、氧化苦参碱和香紫苏醇与抗菌剂联用时，大部分表现为相加作用，其中以苦参碱的增效作用最明显。这三种成分联用抗菌剂的作用方式为首次报道，为与其相关的临床应用研究提供了一定的实验基础，但是在联合用药时，中药可导致某些抗生素 pH 发生改变、浑浊、沉淀、药物颜色发生改变等现象，从而降低抗生素的药效，故中药在与抗生素联合使用时应注意配伍禁忌问题。

治疗 H.pylori 的抗生素较少，目前其耐药率较高。在抗生素高耐药的情况下，有些中药具有较好的抑菌能力，并且采用中西医结合方法，对 H.pylori 的感染取得了较高的根除率和较低的副作用。可以考虑将中药作为 H.pylori 根除失败后的补救治疗药物，也可将其作为与抗生素联合使用时产生协同作用的中药，应用于临床感染性疾病的治疗，以提高治疗效果。需要注意的是，中药虽好，但在联合用药的时候我们应该注意配伍禁忌。

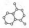

二、中药的抗菌作用机制

中药作为一种抑菌或抗菌剂其作用可能机制主要是直接破坏细菌细胞结构（如干扰细菌细胞壁的合成、破坏细菌细胞膜）、影响细胞核酸和蛋白质合成、干扰细菌生物膜形成过程等。李仲兴等人将五倍子提取液作用于表皮葡萄球菌时，在扫描电镜下观察到细菌形态大小不一、排列不整齐、细胞内容物大多消失，多数细菌细胞壁均受到破坏，说明五倍子可破坏细菌细胞壁成分。陈章宝发现蝎子草中的香草酸中的有效成分可能与金黄色葡萄球菌基因组的 DNA 结合，从而影响 DNA 的合成，抑制金黄色葡萄球菌的生长和繁殖；还表明香草酸不仅能抑制金黄色葡萄球菌细胞膜的合成，并能部分破坏已经形成的生物被膜。蝎子草醇提浸膏对金黄色葡萄球菌具有较强的抗菌作用，有可能是通过机制菌体可溶性蛋白的表达和菌体核酸的合成等抑制金黄色葡萄球菌的生长。黄晓敏等人体外模拟金黄色葡萄球菌生物膜的形成过程，并经 64mg/ml、96mg/ml 和 128mg/ml 浓度的五倍子处理后，在电镜下观察不同浓度的五倍子经处理后其生物膜的变化情况，发现五倍子提取液在 96mg/ml 和 128mg/ml 浓度下对金黄色葡萄球菌的生物膜有清除作用。但截至目前，很多中药的作用机制尚未明确，有些作用机制有待挖掘，以上实验方法为我们研究中药对细菌的作用机制提供了很好的参照，我们可以借鉴前人的研究方法从以上几个机制着手，以寻找更多新的作用机制。

出于中药成分的复杂性和作用的多样性，目前对其抗菌机制的研究还不够通透，研究手段也比较局限。中药也存在作用不突出、抑菌杀菌效率低下、抗菌专属性差、医师信赖度低等缺点，所以开发研究与抗生素联用的高效抗菌中药具有极大意义。中药抗菌的研究多为体外进行，药物体内作用的安全性和有效性有待进一步考察，还可开发更多的抗菌中药新剂型，使药物达到靶向抗菌作用，中药抗菌药物的研究还处于一个起始阶段，要获得合理有效的中药抗菌药物仍需要一个较长的探索过程。

三、幽门螺杆菌对中药的耐药机制

目前有关中药对 H.pylori 耐药性的文献或报道并不多见，且相关的耐药对其他的细菌报道也较少。其中可能的原因可以总结为以下几点：中药复方具有多向性、多层面、多靶点的特点，使细菌难以同时产生对抗多种抗菌成分的多重突变；中药通过消除细菌 R 质粒、抑制 β – 内酰胺酶、抑制耐药抗生素主动外排泵逆转耐药、抑制耐药基因的表达、抑制生物膜的形成。何明等人在探讨清热解毒中药双黄连、清开灵对产超广谱 β – 内酰胺酶（ESBLs）大肠埃希菌 R 质粒的消除作用及对 β – 内酰胺酶活性的影响时，得出双黄连、清开灵具有一定消除耐药大肠埃希菌耐药质粒，并能抑制 β – 内酰胺酶的活性的研究结果。郭威等人在研究穿心莲内酯对铜绿假单胞菌外排泵 MexAB-OprM 的作用及机制时，发现外排泵 MexAB-OprM 主要在稳定生长期表达，穿心莲内酯对铜绿假单胞菌外排泵 MexAB-OprM 转录表达的抑制作用使其可恢复部分抗菌药物的敏感性，而这种作用并非通过抑制 C4-HSL 的分泌实现的。任玲玲等人研究连翘对大肠埃希菌多重耐药基因 AcrA 基因的影响时，表明连翘可改变 AcrA 基因的编码序列，并能有效抑制多重耐药大肠埃希菌的生长，减弱其耐药性。郭向华等人研究苦参碱对慢性铜绿假单胞菌生物膜肺部感染大鼠的免疫保护作用及其机制时，发现苦参碱能够诱导肺部 Th1 型免疫反应，加快铜绿假单胞菌生物膜肺炎大鼠肺部的细菌清除及减轻肺部病理损伤，因而对铜绿假单胞菌生物膜肺感染大鼠具有免疫保护作用。

因此，我们可以利用中药不易产生耐药、能逆转抗生素耐药的特点，与目前耐药性较高的抗生素联合使用，逆转耐药性高的抗生素并降低其耐药性。但中药作为抑制剂逆转细菌耐药性的研究还处于一个起步阶段，要获得可用于临床的中药抑制剂还需要一个较长的探索过程，并且中药抑制剂作为纯天然无毒制剂，将为解决日趋严重的细菌耐药性问题提供新途径和新方法。

第七节　幽门螺杆菌对抗生素的
多重耐药机制

随着抗生素的大量应用，特别是无指征用药、不恰当地选择备用抗菌药、过度治疗及频繁换药，导致耐药率越来越高，耐药程度越来越严重。自发耐药突变的存在与抗生素选择压力的持续作用，病原菌环境适应能力与人体微环境生态变化的进化催动，是临床耐药菌和多重耐药菌产生的基础。多重耐药菌（multi-drug resistant bacteria，MDROs）是指同时对多种（通常是指三种或者以上）抗菌药物产生耐药性的细菌，包括：多重耐药（MDR）、泛耐药（XDR）和全耐药（PDR），MDR 指对 3 类或 3 类以上抗菌药物（每类至少一种）的获得性（而非天然的）不敏感（中介或耐药），XDR 指对一到两类抗菌药物之外的其他抗菌药物种类（每类至少一种）不敏感，PDR 是指对所有抗菌药物种类的所有药物均不敏感，在判定细菌耐药性时应尽可能测试菌株对所有抗拒菌药物的敏感性，避免选择性对某些药物报告临床上常见的 MDRO 主要包括超广谱的 β-内酰胺酶（ESBLs）产生菌、耐甲氧西林金黄色葡萄球菌（MASA）、耐万古霉素的肠球菌（VRE）、耐碳青霉烯类肠杆菌科细菌（CRE）、耐碳青霉烯鲍曼不动杆菌（CRA-BA）、耐碳青霉烯铜绿假单胞菌（CRAPE）、多重耐药结核分枝杆菌（MDR-TB）等。

多重耐药菌已经逐渐成为医院感染的重要病原菌，MDROs 的出现限制了治疗药物的选择，细菌的多重耐药性压缩了临床抗感染治疗抗菌药物的选择空间，加大了临床治疗的难度，同时增加了多重耐药菌传播、流行和产生新变异的机会，给医院感染防控带来严峻的考验，直接威胁患者的健康，给社会带来了极大的挑战。研究多重耐药菌的耐药机制，有利于发现新的药物作用靶点，对研究抗菌新药，对临床制订合理的治疗方案，对制订多重耐药菌感染与传播预防策略有重要意义。

一、幽门螺杆菌的多重耐药性

在许多国家和地区，含质子泵抑制剂（PPI）、克拉霉素、阿莫西林或甲硝唑标准三联疗法的疗效一直在减弱，主要原因是抗生素耐药性、依从性欠佳、治疗时间不足以及胃酸分泌抑制不足等，其中抗生素耐药是最重要的原因，而多重耐药也起着重要作用。Hp 双重、多重耐药菌株，尤其是多重耐药菌株的出现，给临床用药的选择和有效根除感染造成了困难。2008 年，Boyanova 等人研究发现，在既往接受过抗生素治疗的患者中，26.4% 存在同时对甲硝唑和克拉霉素耐药的情况；2009 年，Wuppenhorst 等人的研究也显示，临床分离的 H.pylori 中，患者中的 15% 存在三种或者三种以上的抗生素多重耐药。我国北京 2013—2014 年 H.pylori 的克拉霉素＋左氧氟沙星＋甲硝唑的耐药率为 17.1%；克拉霉素＋甲硝唑＋利福平耐药率为 2.1%；甲硝唑＋左氧氟沙星＋利福平耐药率为 1.7%；以色列 2007—2014 年克拉霉素＋甲硝唑＋左氧氟沙星的耐药率为 2.8%。据调查，我国 2009—2010 年 H.pylori 四重、五重、六重耐药率分别为：6.2%、0.3%、0.3%；2013—2014 年分别为 7.3%、2.3% 和 0.1%。可见，H.pylori 对抗生素多重耐药率耐药水平较高，对抗生素多重耐药机制进行研究是避免 H.pylori 多重耐药率继续上升的主要手段。

二、幽门螺杆菌对抗生素的多重耐药机制

目前关于 H. pylori 的多重耐药机制尚未明确。但可以肯定的

是，外排泵与 H.pylori 多重耐药菌株之间存在着一定的联系。1999年，Johnson 和 Church 在 H.pylori 中鉴定了两个 TolC 同源的编码外排泵外膜蛋白基因：Hp605 和 Hp148。2000 年，Bina 等人在 Hp11637 菌株中发现只存在三种编码 RND 外排泵系统同源基因，将其命名为 hefABC、hefDEF、hefGHI。分别对应 Hp26695 菌株中的 ORFsHp0605-Hp0607，Hp0971-Hp0969 和 Hp1326-Hp1329，其中 hefA、hefD、hefG 编码外膜因子蛋白，hefB、hefE、hefH 编码质膜融合蛋白，hefC、hefF、hefI 编码质膜主动转运体。基因表达分析显示，hefABC、hefDEF 可在体内及体外表达，而 hefGHI 只在体内表达。相关研究人员通过敲除相应编码质膜主动转运体 hefC、hefF、hefI 结构基因及用质子动力解耦联剂氰氯苯腙抑制外排泵，分别做药敏试验分析，得出结论认为，hefABC-RND 系统在 H.pylori 对多种抗生素耐药的内在机制中不起作用。Liu 等人成功构建了 6 株经氯霉素诱导的 H.pylori 多重耐药菌株模型，PCR 检测 H.pylori 耐药菌株与敏感株外排泵 hefA 基因的表达水平，发现前者 hefA 基因 mRNA 表达含量明显高于后者；研究人员将 Kan 抗性盒成功插入 hefA 基因，成功构建 hefA 基因敲除株后，发现 H.pylori 耐药菌株对抗生素的敏感度均有不同程度的降低，这说明 hefA 高表达对 H.pylori 多重耐药有重要作用。Huang 等人的相关文章中提到，当用 1/2MIC 的大黄素、黄芩苷、五味子甲素和小檗碱处理 MDR 菌株后，测定甲硝唑、克拉霉素、阿莫西林、左氧氟沙星和四环素对 MDR 菌株的 MIC，发现处理后阿莫西林和四环素对 MDR 菌株的耐药性降低了，其原因可能与 hefA 表达降低有关。Ge X 等人发现，主要促进者超家族外排泵 gluP 的含量在临床 H.pylori 多重耐药菌株中高表达，并参与细菌生物膜形成过程。

多重耐药机制纷繁复杂，可以是多重、单耐药机制共同作用，也可单纯由主动外排泵作用造成多重耐药，也有研究证明，多重耐

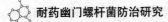

药性外排泵也可和其他耐药机制，如基因位点的突变等机制协同作用，共同提高 Hp 的耐药性，从而可能导致高水平耐药菌株的产生。所以，在 Hp 耐药机理中，应充分考虑到外排泵所导致的多重耐药的存在，从而制订出更好的根除 Hp 的治疗方案。

参考文献

[1] Malfertheiner P, Megraud F, O'Morain CA, et al. Management of Helicobacter pylori infection–the Maastricht V/Florence Consensus Report[J]. Gut. 2017, 66(1):6–30.

[2] Fischbach W, Malfertheiner P. Helicobacter Pylori Infection[J]. Dtsch Arztebl Int. 2018, 115(25):429–436.

[3] 刘文忠,谢勇,陆红,等.第五次全国幽门螺杆菌感染处理共识报告 [J]. 胃肠病学,2017,22（6）:346–360.

[4] 韩一凡,于新娟,王莉莉,等.中国幽门螺杆菌耐药情况研究 [J]. 胃肠病学和肝病学杂志,2017,26（6）:664–669.

[5] Khademi F, Sahebkar A. An Updated Systematic Review and Meta-Analysis on the Helicobacter pylori Antibiotic Resistance in Iran (2010–2020)[J]. Microbial Drug Resistance, 2020, 26(10).

[6] Lopo I, Libânio D, Pita I, et al. Helicobacter pylori antibiotic resistance in Portugal: Systematic review and meta-analysis. Helicobacter. 2018, 23(4): e12493.

[7] 李梦迪,郑松柏.幽门螺杆菌耐药的流行病学研究现状 [J]. 胃肠病学,2019,24(1):47–50.

[8] 潘秀珍,彭孝纬,彭如洁.幽门螺杆菌对抗生素耐药研究进展 [J]. 世界华人消化杂志,2008(8):806–813.

[9] 谭万里,陆智.幽门螺杆菌的耐药研究进展 [J]. 中国医药科学,2012,2(2):36–37.

[10] Dore MP, Graham DY, Sepulveda AR. Different penicillin-

binding protein profiles in amoxicillin–resistant Helicobacter pylori. Helicobacter. 1999,4(3):154–161.

[11] Paul R, Postius S, Melchers K, et al.Mutations of the Helicobacter pylori genes rdxA and pbp1 cause resistance against metronidazole and amoxicillin. Antimicrob Agents Chemother. 2001,45(3):962–965.

[12] Paul R, Postius S, Melchers K, et al.Mutations of the Helicobacter pylori genes rdxA and pbp1 cause resistance against metronidazole and amoxicillin. Antimicrob Agents Chemother. 2001,45(3):962–965.

[13] Qureshi NN, Morikis D, Schiller NL. Contribution of specific amino acid changes in penicillin binding protein 1 to amoxicillin resistance in clinical Helicobacter pylori isolates. Antimicrob Agents Chemother. 2011,55(1):101–109.

[14] Tseng YS, Wu DC, Chang CY, et al. Amoxicillin resistance with beta–lactamase production in Helicobacter pylori. Eur J Clin Invest. 2009,39(9):807–812.

[15] Kwon DH, Dore MP, Kim JJ, et al. High–level beta–lactam resistance associated with acquired multidrug resistance in Helicobacter pylori. Antimicrob Agents Chemother. 2003,47(7):2169–2178.

[16] Co EM, Schiller NL. Resistance mechanisms in an in vitro–selected amoxicillin–resistant strain of Helicobacter pylori. Antimicrob Agents Chemother. 2006,50(12):4174–4176. Versalovic J, Shortridge D, Kibler K, et al. Mutations in 23S rRNA are associated with clarithromycin resistance in Helicobacter pylori. Antimicrob Agents Chemother. 1996,40(2):477–480.

[17] Occhialini A, Urdaci M, Doucet–Populaire F, et al. Macrolide resistance in Helicobacter pylori: rapid detection of point mutations

and assays of macrolide binding to ribosomes. Antimicrob Agents Chemother. 1997,41(12):2724-2728.

[18]李娜，聂占国. 幽门螺旋杆菌对抗生素耐药现状及其机制研究进展 [J]. 山东医药，2013，53（16）：85-88.

[19]Mobarez, Ashraf M，Taghvaei, et al.High frequency of A2143G mutation in clarithromycin-resistant Helicobacter pylori isolates recovered from dyspeptic patients in Iran. Saudi J Gastroenterol. 2011,17(6):396-399.

[20]Stone GG, Shortridge D, Flamm RK, et al. Identification of a 23S rRNA gene mutation in clarithromycin-resistant Helicobacter pylori. Helicobacter. 1996,1(4):227-228.

[21]Garc í a-Arata MI, Baquero F, de Rafael L, et al. Mutations in 23S rRNA in Helicobacter pylori conferring resistance to erythromycin do not always confer resistance to clarithromycin. Antimicrob Agents Chemother. 1999,43(2):374-376.

[22]Moore RA, Beckthold B, Wong S, et al.Nucleotide sequence of the gyrA gene and characterization of ciprofloxacin-resistant mutants of Helicobacter pylori. Antimicrob Agents Chemother. 1995,39(1):107-111.

[23]Wang LH, Cheng H, Hu FL,et al.Distribution of gyrA mutations in fluoroquinolone-resistant Helicobacter pylori strains. World J Gastroenterol. 2010,16(18):2272-2277.

[24]Rimbara E, Noguchi N, Kawai T, et al.Fluoroquinolone resistance in Helicobacter pylori: role of mutations at position 87 and 91 of GyrA on the level of resistance and identification of a resistance conferring mutation in GyrB. Helicobacter. 2012,17(1):36-42.

[25]Discovery of a Novel Mutation in DNA Gyrase and Changes in the Fluoroquinolone Resistance of Helicobacter pylori over a 14-

Year Period: A Single Center Study in Korea. Antibiotics (Basel). 2020,9(6):287.

[26] 彭如洁, 彭孝纬. 幽门螺杆菌对抗生素耐药性的研究进展 [J]. 医学综述,2007(7):558-560.

[27] Gerrits Monique M,de Zoete Marcel R,Arents Niek L A,et al.16S rRNA mutation-mediated tetracycline resistance in Helicobacter pylori.[J]. Antimicrobial agents and chemotherapy.2002,46(9).

[28] Seriki AT, Smith SI, Adeleye AI, et al.Molecular analysis of low-level tetracycline resistance in clinical isolates of Helicobacter pylori among dyspeptic patients in South West Nigeria. J Glob Antimicrob Resist. 2018(13):143-145.

[29] Suzuki RB, Almeida CM, Sperança MA. Absence of Helicobacter pylori high tetracycline resistant 16S rDNA AGA926-928TTC genotype in gastric biopsy specimens from dyspeptic patients of a city in the interior of São Paulo, Brazil. BMC Gastroenterol. 2012,12(49).

[30] Khan R, Nahar S, Mukhopadhyay AK, et al. Isolation of tetracycline-resistant clinical Helicobacter pylori without mutations in 16S rRNA gene in Bangladesh. Microbiol Immunol. 2008,52(10):508-511.

[31] Malfertheiner P, Megraud F, O'Morain C A, et al.Management of Helicobacter pylori infection-the Maastricht V/Florence Consensus Report.[J]. Gut.2017,66(1).

[32] 况慧娟, 杨林, 许恒毅, 等. 纳米氧化锌抗菌性能及机制的研究进展 [J]. 中国药理学与毒理学杂志, 2015, 29（1）: 153-157.

[33] 孙马钰, 金裕鹏, 许恒毅. 常见金属抗菌机制的研究进展 [J]. 中国药理学与毒理学杂志, 2016, 30（4）: 415-420.

[34] Dur á n N, Nakazato G, Seabra AB. Antimicrobial activity of biogenic silver nanoparticles, and silver chloride nanoparticles: an overview

and comments. Appl Microbiol Biotechnol. 2016,100(15):6555–6570.

[35] Sachs G, Weeks DL, Wen Y, et al.Acid acclimation by Helicobacter pylori. Physiology (Bethesda). 2005(20):429–438.

[36] Zhang L, Mulrooney SB, Leung AF, et al. Inhibition of urease by bismuth(III): implications for the mechanism of action of bismuth drugs. Biometals. 2006,19(5):503–511.

[37] Jin L, Szeto KY, Zhang L,et al.Inhibition of alcohol dehydrogenase by bismuth. J Inorg Biochem. 2004,98(8):1331–1337.

[38] Ottlecz A, Romero JJ, Lichtenberger LM. Effect of ranitidine bismuth citrate on the phospholipase A2 activity of Naja naja venom and Helicobacter pylori: a biochemical analysis. Aliment Pharmacol Ther. 1999,13(7):875–881.

[39] Wang D, Luo B, Shan W, et al.The effects of EF–Ts and bismuth on EF–Tu in Helicobacter pylori: implications for an elegant timing for the introduction of EF–Ts in the elongation and EF–Tu as a potential drug target. Metallomics. 2013,5(7):888–895.

[40] Xia W, Li H, Sun H. Functional disruption of HypB, a GTPase of Helicobacter pylori, by bismuth. Chem Commun (Camb). 2014,50(13):1611–1614.

[41] Alkim H, Koksal AR, Boga S, et al.Role of Bismuth in the Eradication of Helicobacter pylori. Am J Ther. 2017,24(6):e751–e757.

[42] 李江 , 成虹 , 高文 , 胡伏莲 . 不同中药提取物对幽门螺杆菌耐药菌株体外抗菌活性研究 [J]. 现代中医临床， 2015， 22（2）： 21-23.

[43] 胡伏莲，成虹，张学智，等 . 多中心临床观察荆花胃康联合三联疗法治疗幽门螺杆菌相关性十二指肠溃疡和胃炎疗效及耐药分析 [J]. 中华医学杂志， 2012（10）： 679-684.

[44] 张恬，陈越，汤意远，等 . 中药联合四联疗法治疗幽门螺杆菌阳

性消化性溃疡临床疗效和安全性的 Meta 分析 [J]. 中国民族民间医药，2020，29（10）：75-80.

[45] 傅瑞春 . 8 种植物抗菌成分与抗菌剂联用抗耐药菌作用的研究 [D]. 昆明：昆明医科大学，2013.

[46] 李文杰，李慧 . 中药注射剂与某些抗菌药物不宜配伍应用 [J]. 中国药业，2006（9）：23-24.

[47] 李仲兴，王秀华，时东彦，等 . 五倍子提取物对表皮葡萄球菌的抗菌作用及其扫描和透射电镜观察 [J]. 中国中医药信息杂志，2004（10）：867-869.

[48] 陈章宝 . 掌叶蝎子草药理活性及作用机制研究 [D]. 重庆：西南大学，2012.

[49] 江震献，彭霞，张晓林，等 . 蝎子草醇提浸膏对金黄色葡萄球菌抗菌机制的研究 [J]. 重庆：西南大学学报（自然科学版），2011，33（5）：184-188.

[50] 黄晓敏，王婧婷，汪若波，等 . 五倍子水提取物对金黄色葡萄球菌生物膜的影响 [J]. 中国现代医学杂志，2009，19（4）：536-539.

[51] 李娟，张学顺，傅春升 . 中药抗菌作用的研究进展 [J]. 中国药业，2014，23（2）：90-93.

[52] 杭永付，薛晓燕，方芸，等 . 中药抗菌和逆转耐药作用机制研究进展 [J]. 中国药房，2011，22（47）：4504-4507.

[53] 王静，张淑文 . 中药逆转细菌耐药的研究进展 [J]. 临床和实验医学杂志，2007，6（1）：3.

[54] 周芷锦，穆琳 . 三种抗生素替代物的研究进展 [J]. 养殖与饲料，2020，19（7）：4-11.

[55] 何明，吴峥嵘，李渊，等 . 双黄连、清开灵对耐药大肠埃希菌 R 质粒及 β - 内酰胺酶的影响 [J]. 北京中医药大学学报，2012，35（2）：105-108.

[56] 郭威，周莹，叶露，等. 穿心莲内酯抑制铜绿假单胞菌外排泵 MexAB-OprM 的作用 [J]. 中国医院药学杂志，2010，30（16）：1343-1347.

[57] 郭向华，郭润华，宋志军，等. 苦参碱对慢性铜绿假单胞菌生物膜肺部感染大鼠的免疫保护作用 [J]. 中国实验方剂学杂志，2010，16（8）：185-188.

[58] 刘华钢，申庆荣，刘丽敏. 中药抗菌研究进展 [J]. 时珍国医国药，2010，21（2）：463-465.

[59] 董梅，匡铁吉. 临床细菌多重耐药机制研究进展及对策 [J]. 解放军医学院学报，2013，34（2）：101-103.

[60] 袁晓宁. 多重耐药菌的形成机理及其防控措施研究进展 [J]. 中国消毒学杂志，2016，33（8）：792-796.

[61] 罗晓明，宋仙平，秦威，等. 幽门螺杆菌的感染现状和诊断治疗进展 [J]. 江苏预防学，2019，30（6）：646-649.

[62] Boyanova L, Gergova G, Nikolov R, et al. Prevalence and evolution of Helicobacter pylori resistance to 6 antibacterial agents over 12 years and correlation between susceptibility testing methods. Diagn Microbiol Infect Dis. 2008,60(4):409-415.

[63] Wueppenhorst N, Stueger HP, Kist M,et al.Identification and molecular characterization of triple- and quadruple-resistant Helicobacter pylori clinical isolates in Germany. J Antimicrob Chemother. 2009,63(4):648-653.

[64] 李梦迪，郑松柏. 幽门螺杆菌耐药的流行病学研究现状 [J]. 胃肠病学,2019,24(1):47-50.

[65] Falsafi T, Ehsani A, Niknam V. The role of active efflux in antibiotic - resistance of clinical isolates of Helicobacter pylori. Indian J Med Microbiol. 2009,27(4):335-340.

[66] Johnson JM, Church GM. Alignment and structure prediction of

divergent protein families: periplasmic and outer membrane proteins of bacterial efflux pumps. J Mol Biol. 1999,287(3):695–715.

[67] Bina JE, Alm RA, Uria-Nickelsen M, et al.Helicobacter pylori uptake and efflux: basis for intrinsic susceptibility to antibiotics in vitro. Antimicrob Agents Chemother. 2000,44(2):248–254.

[68] Liu ZQ, Zheng PY, Yang PC. Efflux pump gene hefA of Helicobacter pylori plays an important role in multidrug resistance. World J Gastroenterol. 2008,14(33):5217–5222.

[69] Huang YQ, Huang GR, Wu MH, et al. Inhibitory effects of emodin, baicalin, schizandrin and berberine on hefA gene: treatment of Helicobacter pylori-induced multidrug resistance. World J Gastroen terol.2015,21(14):4225–4231.

[70] Ge X, Cai Y, Chen Z, et al. Bifunctional Enzyme SpoT Is Involved in Biofilm Formation of Helicobacter pylori with Multidrug Resistance by Upregulating Efflux Pump Hp1174 (gluP). Antimicrob Agents Chemother. 2018,62(11):e00957–18.

[71] 郑鹏远, 刘志强, 张展 . 幽门螺杆菌多重耐药性与其外排泵抑制剂研究进展 [J]. 现代消化及介入诊疗 ,2010,15(5):307–311.

第三章　耐药幽门螺杆菌的致病机制

第一节　耐药幽门螺杆菌的毒力

一、幽门螺杆菌酸性环境的自我保护性能

19世纪90年代初，我国学者在电镜下初次发现胃内Hp的存在，直至1982年，外国学者进一步证实并从胃内分离出Hp且成功培养。在此之前，人们普遍认为胃内是无菌的，细菌无法在如此高胃酸合并胃肠动力的环境下生存。自从Hp被证实在胃内生存后，其在胃内强酸性环境中生存的能力引起了广泛研究。Hp可以在胃内定植并生存，首先需要经受起胃内高胃酸的腐蚀，Hp尿素酶的产生较早被发现对避免胃酸腐蚀起了重要作用。早在1990年，B.J.MARSHALL等人就针对尿素酶对胃酸侵蚀Hp的保护作用进行过研究，尿素酶并非Hp特有的分泌型酶类，但Hp产生的尿素酶具有区别于其他细菌的显著特点，其尿素酶活性相对于奇异变形杆菌和大肠杆菌，上升了2～7倍不等。其水解尿素产生的氨不仅可中和胃酸，从而保护菌体免受胃酸腐蚀，还可导致胃黏膜产生炎症因子及自由基，破坏胃黏膜环境，因此尿素酶是Hp必不可少的毒力因子之一。脂多糖（LPS）充当保护Hp的盾牌，覆盖在整个Hp细菌体表面，辅助细菌体在胃内的持续感染。

二、幽门螺杆菌主要毒力因子——CagA、VacA

随着对Hp致病机制的研究进展，越来越多的细菌毒力因子被发掘。说到Hp主要毒力因子，不得不提到的是细胞毒素相关蛋白

（CagA）和空泡毒素相关蛋白（VacA），这是目前为止被很好地研究的两个毒力因子，尽管其具体机制还未得到全面阐明。CagA产生于Hp中具有编码CagA能力的致病基因岛（PAI），但研究表明并非所有Hp菌株都携带CagA基因，该基因岛长约40kb，其中包含多达32个的基因序列。该致病岛中，除包含CagA基因外，对Hp致病性具有重要意义的4型分泌系统（T4SS）的基因序列也位列其中，且随着研究的深入，CagL基因也在序列中被发现。不同CagA类型之间的致病力存在一定的差异，研究者根据CagA羧基端包含的序列——EPIYA序列的不同将其划分为EPIYA-A、EPIYA-B、EPIYA-C、EPIYA-D四型。流行病学调查显示，CagA类型在西方和东亚国家之间存在差异，西方国家Hp菌株主要携带EPIYA-A、EPIYA-B、EPIYA-C三型，而东亚国家是携带EPIYA-A、EPIYA-B、EPIYA-D型菌株，因EPIYA-D型CagA与Src同源蛋白2（SHP2）亲和力较EPIYA-C型CagA高，因此认为东亚Hp菌株毒性较西方Hp菌株毒力更强。VacA因其可诱导宿主细胞形成空泡而得名，它属于VacA基因编码的分泌性蛋白，所有菌株都包含VacA基因，但只有40%～50%的Hp表达具有毒性的VacA，成熟后的VacA长达88kDa，VacA基因可划分为四个区域，包括有信号区域的s区、中间区域的m区、i区以及删除区域的d区，其中i区位于s区和m区之间，d区位于i区和m区之间，而s区又可细分为s1a、s1b、s1c和s2亚型，m区可细分为m1和m2亚型，i区又可分为i1、i2、i3亚型，不同亚型之间的组合会导致基因型间的差异，从而影响空泡形成的能力。基因型为s1/m1型VacA基因的菌株毒力最强，且研究发现，其与胃癌的发生、发展具有高度相关性，而s2/m2型菌株无毒力，s1/m2型菌株毒力居于中等。通过CagA菌株与VacA菌株的统计发现，几乎所有s1型VacA的菌株都携带有CagA基因，而s2/m2型VacA无毒型菌株都属于CagA阴性株。两者在 Hp 入侵宿主引起疾病的发生中均发挥了不可忽视的作用。

三、幽门螺杆菌主要外膜蛋白分类及其特性

纵观 Hp 入侵宿主的经过，造成 Hp 致病结果是病原体自身多种毒力因素共同参与的结果。Hp 入侵宿主基本步骤可分为黏附、定植、分泌具有破坏力的毒素进而影响宿主细胞正常代谢，包括有影响细胞增殖、分化、自噬和凋亡等。现从 Hp 的结构出发叙述其毒力因子的多样性。4～7 根鞭毛是 Hp 运动所需，Hp 入侵机体首先到达胃黏膜表面，通过运动到达胃上皮细胞表面，鞭毛构成蛋白结构为鞭毛的正常运动提供了结构基础，为下一步黏附和定植提供了有利条件。Hp 外膜蛋白（OMPs）是位于菌体膜外层的蛋白，在入侵宿主中有多重功能。外膜蛋白根据功能可主要分为 5 大类：脂蛋白、孔蛋白、铁调节蛋白、外排泵蛋白及黏附素。研究者曾对几种菌株进行过全基因组测序，发现表达 OMPs 的基因占有基因组的 4%。在功能分类 OMPs 的基础上再根据同源基因分类，又可分为 5 个家族：Hop(外膜孔蛋白)、Hor(外膜孔蛋白相关蛋白)、Hof(Hp 外膜蛋白)和 Hom（ Hp 外膜蛋白)、铁调节外膜蛋白和外排泵外膜蛋白，其中前两者是较为著名的 Hp 外膜蛋白。

Hop 家族最常见有 BabA(HopS)、SabA(HopP)、OipA(HopH)、HopQ 和 HopZ，也是具有特征性的 OMPs。由 bab 基因编码的 bab（ 血型抗原结合黏附素)，目前在 bab 基因组中发现有三个位点，根据位点不同可将 bab 分为 babA、B 和 C 三种。在某些菌株中。例如 Hp17875 菌株中出现 babA 的两个等位基因 babA1（沉默）和 babA2（表达），而 babA2 又可衍生出 Bab2-cam 基因，它包含 babA1 及与 babB 部分同源基因。岩藻糖基 LewisB 组织血清抗原作为 BabA 的选择性黏附点，虽 BabA 与嵌合型 BabA/B 对 LewisB 的亲和力相当，但嵌合型表达量较低，且可发生相位的改变。LewisB 通过 BabA 的

三个结构或与之结合，分别为分集环 DL1、DL2 和保守环 CL2，二者之间的结合凸显出 Hp 感染血型的优势性，O 型血患者具有较高消化性溃疡（PU）的发生率，O 型血中具有较高 LewisB 的表达。有研究发现，BabA 在促进 CagA 进入宿主细胞过程也起到促进作用。Sab 因其可与唾液酸结合而被命名为唾液酸结合黏附素，由 sab 基因编码的唾液酸结合黏附素可分为 sabA（又称 HopP 或 OMP17）和 sabB（又称 HopO 或 OMP16）两个亚型，二者均属于 Hop 家族成员。SabA 的结构域主要呈跨膜的桶状，可与唾液酸 –LewisX、唾液酸 –LewisA 和 LewisX 相结合，但并非与 Lewis 抗原如 LewisA，LewisB 等相结合，SabA 也可与神经节苷脂相结合。SabA 和 SabB 基因通常同时存在于 Hp 菌株中，在 Hp 感染过程中选择性表达 SabA，这可能与 5' 二核苷酸重复区滑移链错配引起的相位变化而影响 SabA 和 SabB 的开启和关闭功能状态的改变。目前 SabA 在 Hp 致病性的研究结果存在局部争议，日本学者的一项研究发现，SabA 和胃癌的发生存在密切联系，但是另一项关于亚洲菌株 SabA 的研究发现，SabA 阳性菌株不具有明显的临床病理表现。前炎性外膜蛋白 A(OipA，又名 HopH)，其编码基因位于 Cag–PAI 附近约 100kb 处。目前对 OipA 的结构尚未完全掌握。有趣的是，表达 OpiA 的菌株往往呈现 CagA 阳性，而和其他 Hp 毒力因子没有呈现出较大的相互作用。关于 OipA 的引起的系列病理改变较多被报道，包括有促进炎症因子发生、抑制细胞凋亡，同时与胃癌有密切联系。当机体接种 OipA 的疫苗后，Hp 的定植数量可明显下降。HopQ 由 HopQ 基因编码，可分有两个等位基因 Ⅰ 和 Ⅱ，有研究表明，HopQ Ⅰ 属最常见类型，HopQ Ⅱ 其次，概率分别为 72.5% 和 15.4%，其余类型（嵌合型 Ⅰ、Ⅱ型）最罕见。亚洲菌株主要为 HopQ Ⅰ，HopQ Ⅱ 多呈散发性。HopQ 与细胞表面分子作用不需要依赖多糖，可与细胞上表达的癌胚抗原相关细胞黏附分子家族（CEACAMs）作为受体相结合，

CEACAMs 主要分布于上皮细胞、内皮细胞和白细胞上，与 HopQ 相结合如 CEACAM1、CEACAM3、CEACAM5 和 CEACAM6，结合后可诱导促进 CagA 分泌的能力，促进 CagA 的致病作用。HopQ 通过与 CEACAM1 的 N 端区 IgV 域与其相互作用，介导 CagA 蛋白向胃上皮细胞内转移，从而促发白细胞介素（IL）8 的产生，引起炎症反应，而最近有学者研究发现，HopQ 激活 CEACAM1 有可能抑制自然杀伤细胞（NK 细胞）和 T 细胞的活性。HopZ 基因编码 HopZ 具有较好的特征性，等位基因突变可将其分为 HopZ- Ⅰ 和 HopZ- Ⅱ 两类，保守性的不同是 HopZ- Ⅰ 和 HopZ- Ⅱ 的明显区别之一，HopZ- Ⅱ 的保守性高于 HopZ- Ⅰ，HopZ 与宿主之间的具体配体受体机制尚未发掘，Kennemann 等人研究发现，hopZ 基因的表达依赖于 Hp 早期定殖过程中由相位变化介导的开 / 关模式，这赋予 HopZ 较强的特异性。目前对 HopZ 与其他毒力因子的相关性还未得到证实，其对人胃黏膜上皮细胞的黏附作用早已被证实。

　　另一 Hp 外模蛋白家族 Hom 在 Hp 致病中也占有一席之地，该家族基因包括 4 个基因即 homA、homB、homC 和 homD，前两者具有 90% 的相似度，而 homC、homD 与 homA、homB 因保守位点不同而具有差异性。homA、homB 分别具有 3 个（A Ⅱ、A Ⅲ 和 A Ⅳ）和 5 个（A Ⅰ、A Ⅱ、A Ⅲ、A Ⅴ 和 A Ⅵ）等位基因的变异，且其在世界范围内的分布不均，东西方之间存在明显差异。KimA 等发现了该基因变异与 bab 基因之间存在一定的关联性。有研究发现 homA 与非溃疡性胃炎有关，而 homB 在溃疡性胃炎中多见，homB 主要起到促进黏附及 IL-8 分泌的作用，然而 homB 在关于胃癌的研究中并无明显相关的发现，提示该毒力因子作用可能联合多种毒力因子的作用。该蛋白相关受体目前尚未明确。以上描述外膜蛋白的作用如图 3-1 所示。

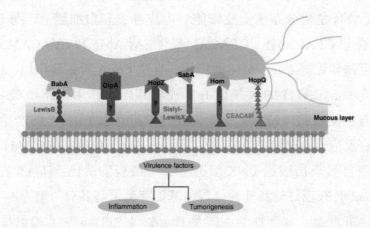

图 3-1　幽门螺杆菌 BabA、OipA、HopZ、SabA、Hom 及 HopQ 外膜蛋白作用
胃上皮细胞

alpAB 基因是在 Hp 染色体上分离出的位点，起初通过转座子穿梭突变发现其在 Hp 与胃黏膜上皮黏附相关，而后从鉴定出高度相似的同源基因 alpA 和 alpB，分别编码 Hp 外膜蛋白的 518 个氨基酸，alpA、alpB 分别携带有功能性脂蛋白信号序列、拟定标准的 N 端信号序列，而两者氨基酸顺序具有较大的一致性。此两种蛋白在细胞膜上的形态结构部分被预测，其 C 端可在 Hp 外膜上形成 β-桶样的类似孔蛋白结构，其由 14 条具有双亲性的 β 链组成。研究发现 alpA、alpB 在 Hp 黏附作用中是必需的，其黏膜模式与 BabA 与 LewisB 的黏附模式具有明显差异，可与不同受体相结合。

四、幽门螺杆菌主要分泌型毒力因子

中性粒细胞激活蛋白（NAP）是 Hp 分泌的一种重要的毒力因子，由 nap 基因编码，其相对分子质量为 150×10^3，它由 12 个包含 144 个氨基酸的单体组成，Hp 单个 NAP 整个形成一个 32 面体的圆形，直径大约为 90A，中间呈空性状，可用于储存铁原子，能结合 500 个铁原子，因而起到抗热性及抗化学损伤性，在菌体生理代谢过程中起有利作用。之所以如此命名 NAP，是因为从其中提取出的蛋白可起到直接招募及激活中性粒细胞的作用，与此同时可引起其他炎症细胞的激活，这与其具有阳离子电荷簇相关。作为 Hp 的重要毒力因子之一，除了招募并激活炎症细胞以外，NAP 还有支持 Hp 生存的关键点：具有摄取铁离子的功能，为 Hp 生存提供物质基础；为 Hp 避免具有杀伤性中性粒细胞有帮助，维持菌体营养从而为炎症的持续性提供有利条件。在 Hp 入侵体内引起持续感染并逃避免疫攻击中，NAP 对炎症细胞的激活及炎症因子的产生具有多重作用，目前针对该领域的研究正逐渐扩大。

肿瘤坏死因子 α 诱导蛋白（Tip α）是由 Hp 基因组所特有的 Tip α 基因所编码的一种具有致癌性的分泌型的蛋白分子，由 192 个氨基酸组成，是 Hp 毒力因子的一种，与其他毒力因子具有较大差异。该蛋白以二聚体的方式分泌，且并不依赖 Hp 的 T4SS。经研究发现，Tip α 基因编码的蛋白质具有高相似度。例如 Hp 膜蛋白 1（MP1）、Tip α 蛋白、jpg0543 蛋白，虽然在不同菌株中被发现，但蛋白序列相似度高达 94.8%，都具备相同的诱导肿瘤坏死因子的作用。通过全基因组检测发现，Hp 检测的菌株中均发现有 Tip α 基因存在，Kawai 等人用 20 种 Hp 菌株的完整基因组序列进行系统进化分析，发现 Tip α 基因是背离东亚及欧洲 Hp 菌株的基因之一。用 Tip α 基因突变体，缺失了 N 端第 22 ～ 27 位共 6 个氨基酸，即如同 Cys5Ala/Cys7Ala 双突变体（C5A/C7ATip α）一样，发现其诱导肿瘤坏死因子和 NB-kB 的能力下降，因此可以表明这两个半胱氨酸残基所形成的分子内二硫键 Cys25-Cys25 和 Cys27-Cys27 在 Tip α 功能作用中发挥了重要作用。

β - 谷氨酰肽转肽酶（GGT）是一类苏氨酸 N- 末端亲核（Ntn）水解酶，具有催化谷胱甘肽 c- 谷氨酰胺基的转肽与水解的功能，属于蛋白酶家族 T03，其分布广泛，保守性高，哺乳动物和细菌之间

耐药幽门螺杆菌防治研究

共享 25% 以上的同源序列，一些细菌还有多个拷贝数，所有胃内 Hp 内也存在 GGT。在 Hp 作为一种病原体，GGT 的存在发挥着细菌毒力因子的作用，并且作为一个重要的毒力而存在，不论是机体内或机体外组成性表达 GGT，细菌细胞均能够通过利用细胞外谷氨酰胺和谷胱甘肽作为谷氨酸的来源来维持自身的生理活动。就目前的研究来说，Hp 中的 GGT 参与细胞生长因子上调、诱导上皮细胞凋亡以及抑制免疫 T 细胞增殖，针对 Hp 的 GGT 目前依旧在进一步的探索之中。

除了以上罗列的 Hp 毒力因子之外，（接触诱导基因）iceA 基因是 Hp 中潜在的毒力基因，当 Hp 与上皮细胞接触，该基因表达能力上调，iceA 基因本身具有限制性内切酶的活性，可特异性结合 DNA 上 CATG 序列，iceA 分为 iceA1 和 iceA2 两种，iceA2 编码出无功能性的蛋白。研究发现 ice1 并没有对功能蛋白进行编码，而是通过转录调节 hpyIM 基因表达水平来影响体内 Hp 的毒性，其原因在于可能导致 DNA 甲基化模式的特定变异，从而导致毒性或发病机制涉及的基因表达水平发生改变。研究还发现，iceA1 与胃癌关系密切，但与消化性溃疡未见有同样的相关性。除此之外，Hp 细胞结合因子还有 CagY，免疫反应原件有肽酰聚糖、ADP 庚糖，存活蛋白鞭毛蛋白、精氨酸酶、T1pB 等。

Hp 毒力因子众多，毒力大小影响感染后胃内病理结果，不同毒力因子可能会影响相同或不同的炎症通路，Hp 致病性是病原体和机体相互作用的结果，毒力因子在一定程度上影响了致病结果。

第二节　耐药幽门螺杆菌感染的免疫反应

一、幽门螺杆菌感染机体免疫概述

Hp 引发胃内炎症并维持感染是病原体与宿主相互作用的结果。机体在对抗病原体入侵时采取两层免疫保护措施，一为非特异性免疫（固有免疫），二为适应性免疫，当 Hp 引发固有免疫和适应性免疫后随之而来的便是炎症的病理改变，Hp 之所以在病原微生物中脱颖而出，甚至成为名副其实的致癌微生物，除了因感染引起炎症，还有逃避免疫系统清除的功能。与此同时，其利用自身毒力因子，不断作用于受感染细胞，导致持续性的炎症以及诱导细胞的异常增生。

Hp 感染首先突破的是固有免疫，固有免疫是机体在发育进化过程中形成的天然免疫防御，及出生后就具备的免疫防御功能，又称非特异性免疫，参与固有免疫的细胞有巨噬细胞、中性粒细胞以及 NK 细胞等。适应性免疫（又称获得性免疫或特异性免疫）是在经过特定病原体入侵后，产生对病原体具有识别和特异性的免疫反应，参与适应性免疫反应细胞主要有 B 淋巴细胞和 T 淋巴细胞。Hp 在入侵过程中对免疫系统具有多重作用，通过病原体 – 细胞相互作用、细胞 – 细胞相互作用影响机体免疫反应的过程。现以 Hp 诱导免疫反应出发，讲述其具体过程。

二、幽门螺杆菌破坏细胞连接、激活固有免疫

Hp 产生具有保护菌体避免胃酸腐蚀的物质之一——尿素酶，

Hp通过分泌尿素酶，对尿素进行水解产生氨，促使机体产生炎症因子及自由基，这些炎症因子和自由基导致胃内黏膜的炎症反应，破坏黏膜的完整性。BabA作为Hp毒力因子之一，通过破坏胃上皮细胞之间的紧密连接来促进菌体的定植，Hp感染后会出现大量的中性粒细胞、淋巴细胞及单核巨噬细胞的浸润，这也是特点之一。Hp可通过抗原提呈细胞表面的Toll样受体的结合促发机体固有免疫，引发IL-8的产生，Hp自身产生的NAP也促使中性粒细胞的激活并募集炎症细胞，共同促进炎症的发生和发展。在Hp感染后，巨噬细胞抑制移动因子随着炎症的产生而增加，并且随着炎症程度的加重，其增加趋势愈加明显。Hp对巨噬细胞有抵抗作用，是通过精氨酸酶下调细胞内氮氧化合物的表达来进行的，T4SS作为分泌系统在躲避巨噬细胞的过程中也起到了抑制细胞内溶酶体蛋白的作用。还有研究表明，Hp通过诱导线粒体相关的细胞死亡导致巨噬细胞凋亡，也通过激活巨噬细胞一氧化氮酶导致其凋亡从而逃避宿主免疫。

三、幽门螺杆菌CagA、VacA引起的主要炎症反应

CagA作为最重要的毒力因子，其蛋白羧基端（C-）EPIYA序列（Glu-Pro-Ile-Tyr-Ala motifs）特异结合接SHP2使CagA磷酸化阻碍细胞间的黏附、细胞增殖及细胞伸长，IL-8的分泌也受到阻碍。未磷酸化的CagA主要起阻断细胞有丝分裂信号与细胞间连接的作用，也可诱导炎症反应。携带CagA基因的Hp可诱导细胞肌动蛋白聚合，引起细胞骨架改变，促进分泌性毒力因子进入细胞从而引起细胞生理改变。CagA可以使富含亮氨酸重复序列和免疫球蛋白样多肽1(Lrig1)的表达增加，也可以通过激活NF-kB激活炎症通路。在基因层面，CagA可引起DNA损伤从而促进细胞发生凋亡。同时含有CagA和VacA的菌株能诱导成纤维细胞分化成与癌相关的成纤维细胞特性的细胞，促使具有极性的上皮分化成间充质细胞表

型，从而促使极化细胞发生改变，产生较强的迁移活性和不可侵犯性。CagA也可通过调节细胞因子的分泌参与免疫调节。研究发现，慢性胃炎中IFN-γ、IL-17A表达水平下降，而IL-4、TGF-β表达水平的上升可能与CagA有关系。CagA与多种免疫细胞相作用，当CagA激活树突状细胞（DC）时，促炎细胞因子IL-12分泌增加，抑制炎症的IL-10分泌降低，CagA也可通过阻碍B细胞信号通路JAK/STAT活化，导致B细胞产生免疫无效的抗体，降低机体体液免疫强度。

VacA具有的主要生物学特性是在进入宿主细胞后，诱发宿主细胞空泡化并诱导其凋亡。VacA在免疫系统中作用，T细胞占主要免疫的一大部分，VacA促使IL-2的产生，起到活化T细胞的重要作用。IL-2的缺失可导致T细胞增殖的停滞，因为IL-2缺乏可阻断T细胞周期，从而导致T细胞活化被抑制，在此过程中VacA充当免疫调节因子，可能通过Ca^{2+}调节蛋白依赖性磷酸酯酶的活性来抑制分泌IL-2所需要的信号通路。Gebert等人认为VacA是抑制对IL-2分泌具有重要作用的T细胞核因子（NF-AT）转录因子的转位。有研究表明，VacA可通过影响宿主细胞自噬以引起细胞损伤和死亡。CagA与肥大细胞相结合，促使炎症因子释放，从而促进炎症发生，同时在细胞膜形成促使HCO_3-外流的通道，并对胃酸进行中和。另一方面，VacA通过B细胞介导产生免疫作用，参与适应性免疫的抗原提呈细胞（APC），Hp作为外源性抗原时，可通过组织相容性复合物（MHC）Ⅱ类分子影响APC的信号传递，B细胞同时作为一种具体表现为抑制B细胞对Hp抗原的处理，进而影响适应性免疫过程抗原向T细胞的传递。VacA也可以通过直接与T细胞表面受体（TCR）、CD8分子结合以抑制T细胞的活化。通过TCR来抑制细胞信号转导的还有Hp自身的脂多糖（LPS），LPS能抑制TLR4引起的细胞内信号转导。还有研究发现，Hp可以通过某些机制来抑制与 TLR5 的反应。LPS 的某些变异体结构与胃上皮 Lewis 血型抗原结构有相似性，因而可诱导机体自身的免疫反应，增加宿主免疫逃避的可能，LPS 碳水化合物的特定结构可与树突状细胞表面存在的 c 型凝集素受体 DC-SIGN 结合，再向 TCR 出传递，同样是通过调节 T 细胞内 NF-AT 来控制机体内 T 细胞的反应。Hp 代谢前提 LPS 通过 T4SS 呈递给宿主，作用于 TNF 蛋白，为后续炎症通路的激活奠定基础。AipA/B 可通过 MAPK 和 NF-KB 等多条通路激活来诱导炎症反应，引起胃内炎症。另一种重要定植因子 GGT 可通过促进细胞凋亡、诱导细胞周期停滞、产生活性氧物质损伤 DNA、促进分泌环加氧酶 -2 及 IL-8 等来影响机体免疫。

四、幽门螺杆菌感染出现的 T 细胞分化改变

1998 年 Bamford 等人较早对 Hp 感染胃黏膜 T 淋巴细胞存在情况进行研究，发现感染后胃内 CD4+ 和 CD8+T 细胞原位增加，并发现胃内 T 细胞分泌有干扰素 γ（IFN-γ）和 IL-2，在胃细胞活检中分离出辅助性 T 细胞（Th 细胞），发现 Th1 细胞占大部分，表明 Th1 细胞在 Hp 感染性胃炎中占据重要位置。在 Hp 感染部位出现巨噬细胞和单核细胞的招募后产生的 IL-12 可刺激 Th1 细胞的产生，并分泌 IFN-γ 等细胞因子。时至今日，关于 Th 细胞的分型越来越细化，不同型 Th 细胞被发现在 Hp 感染中有重大作用，Th1、Th2、Treg 等细胞，这些细胞都由 Th0 细胞在不同细胞因子诱导下分化而成，在 Hp 中的分布及作用也已有相关研究在进行，Hp 可通过改变环境中细胞因子类型来影响 Th0 分化结果，且现今发现 Th 细胞分化后具有可塑性，在 Hp 感染中也呈一种动态平衡。也是 Hp 感染过程中一个重要的环节。

第三节　耐药幽门螺杆菌的致病类型

　　Hp 至今存在已有 5800 年的时间，其间经过不断繁殖进化，越来越能够适应机体内的生存环境，基因突变是常见的改变之一。不同菌种之间存在一定的分布差异及致病性差异。至于致病性差异，除了与菌株类型相关外，还有与感染 Hp 患者的年龄、生活饮食习惯、个体易感性及地域有关。以下主要针对 VacA、CagA 和 iceA 三种毒力基因分型的致病性进行解说。

　　Hp 毒力因子影响致病结果，就目前对 Hp 已有的研究来看，致病力的强弱不仅是不同毒力因子作用的结果，同类基因编码的毒力因子之间产生的变异，也影响毒力的强弱，从而产生不同的结局。缺少了尿素酶的菌株不能引起胃内的持续感染，尿素酶作用的发挥需要镍离子和金属伴侣的参与，据此目前利用无镍饮食联合抗Hp 疗法来增加抗 Hp 疗效。在有关 Hp 定植中目前已发现有 20 多种黏附蛋白，BabA 发现可以成为评价菌株毒力强弱的重要标志，因BabA 具有酸检测能力，能够识别周围的酸性环境，适时脱离附着的胃上皮细胞，寻找另一个适宜的宿主细胞。针对 CagA 在致病性中存在的比较，此前已有部分叙述，约 60%Hp 表达 CagA 基因。根据EPIYA 序列分类，东亚型 Hp 表达 EPIYA 为 EPIYA-A、EPIYA-B、EPIYA-C,EPIYA-C 位点重复性多见，东亚型常见 EPIYA 多态性有：Cag-ABC、Cag-ABCC、CagABCCC。而西方型 Hp 常见的 EPIYA为 EPIYA-A、EPIYA-B、EPIYA-D，主要区别在于 EPIYA-D 与SHP-2 结合后比 EPIYA-C 更具有活性，毒性更强，更易引起细胞

"峰鸟"样改变，东亚型 CagA 较西方型毒力较强。CagA 基因分型的不同，目前发现 Cag-ABC、Cag-ABCC、Cag-ABCCC 三者之间对消化性溃疡的发病率差异存在争议。CagA 同时作为一种细菌性癌蛋白，可诱导胃癌的发生。VacA 根据基因其分型也有明显的毒力等级的划分，VacA 基因型分有 s1m1、s1m2、s2m2，s2m1 基因型目前没有报道。s1m1 型 VacA 毒力属所有型 VacA 中最强的，而 s2m2 型不具有毒力，s1m2 型的毒力介于两者之间，然而感染 s1m2 型 Hp 个体罹患消化性溃疡的风险明显较高，由此感染 s1m1 型 Hp 患活动性胃炎的风险也就较高。这可能与 s1 亚型 s1a、s1b 明显的地域差异有关。在 iceA 基因 ice1、ice2 分型发现，ice1 型的致病优势大于 iceA2 型，且 iceA1 对胃癌的发生和发展的相关性较消化性溃疡的相关性更高。通过进一步对比观察发现，在 VacA 和 iceA 中较强毒力因子类型中，CagA 阳性率更高。

第四节 耐药幽门螺杆菌的致病分子机制

一、幽门螺杆菌感染中免疫细胞的反应机制

Hp 自身的黏附分子与机体胃黏膜细胞上的相应受体相互结合进一步作用。细胞表面 Toll 样受体识别 Hp 自身 LPS，激活 NF-kB 通路，从而引起胃内不同亚群的 T 细胞参与免疫反应，即便宿主细胞免疫被引发，胃黏膜发生炎症，但 Hp 并没有因此得到清除。根据 T 细胞表面 CD 可将 T 细胞划分为 CD4+ 和 CD8+ 分子，CD4+ 是 Th 细胞，主要包括 Th1 细胞和 Th2 细胞，Th1 细胞主要分泌 IL-2 和 IFN-γ，分泌的这两种细胞因子同样可以促进 Th1 细胞的分泌功能，但可抑制 Th2 细胞的功能。Th2 细胞主要分泌 IL-4、IL-5 以及 IL-13，这几个细胞因子同样可以进一步促进 Th2 功能，同时也抑制 Th1 细胞的增殖。Th2 细胞分泌的细胞因子有助于 B 细胞的活化，进而促进体液免疫加强对 Hp 的抵抗。胃上皮细胞与 Hp 接触后，胃上皮细胞作为非专职抗原递呈细胞，将 Hp 递呈给 CD4+T 细胞，此时 CD4+T 细胞分泌 IFN-γ、IFN-α 和 IL-17 等相互作用，引发炎症变化。在 Hp 感染中，最早发生极化增殖的是 Th1 细胞。Treg 细胞是作为调节免疫应答和维持自身免疫耐受的细胞，在 Hp 免疫中起到负性调控炎症的作用。

二、幽门螺杆菌感染导致胃上皮破坏及促进凋亡机制

据报道，Hp 导致相关疾病大部分依赖于 Hp 的 T4SS，Hp 与胃

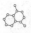

上皮细胞黏附并通过 T4SS 来改变下游信号通路。一方面，Hp 直接结合 c-met 受体并激活金属蛋白酶（MMP），加重细胞损伤程度；另一方面，Hp 可刺激胃上皮细胞分泌巨噬细胞游走抑制因子（MIF），后者与 CD47（Ⅱ类 MHC 相关恒定链）结合，启动下游信号途径并下调 p53 磷酸化和上调 Bcl-2 表达，从而加快胃上皮细胞增殖并抑制凋亡。Barchewskv 等人在研究中发现，在胃炎中 Hp 上调 bax 蛋白的表达强度大于 bcl-2 蛋白，而在胃癌中则促进 bcl-2 的表达强于 bax，这说明 Hp 能诱导 bcl-2 和 bax 表达产生失衡。

当 Hp 移动到上皮细胞后，在 c-Abl 和 Csk 等细胞激酶的作用下，CagA 的 EPIYA 序列酪氨酸磷酸化，酪氨酸磷酸化后与蛋白酪氨酸磷酸酶 -2（SHP-2）或衔接蛋白 Grb2 相互作用，并通过激活多种细胞信号传导来阻碍细胞间连接、细胞增殖、IL-8 表达和细胞伸长。CagA 与 Crk 衔接蛋白（Crk- Ⅰ，Crk- Ⅱ，Crk-L）EPIYA 磷酸化有依赖性。CagA-Crk 相互作用通过诱导 SoS1/H-Ras-Raf-MEK 和 C3G-Rap1/B-Raf-MEK 等下游信号通路在促进细胞散射中发挥关键作用。磷酸化 CagA 和 SHP-2 复合物触发 SHP-2 的磷酸酶活性，进而导致粘着斑激酶（FAK）的脱磷酸化和 Ras/MAPK/ERK 信号通路的激活。如今该激活通路的一种调节分子，SHIP2，一个包含磷脂酰肌醇 5 磷酸酶的 SH2 结构域，是最近发现的 CagA 结合宿主蛋白，该蛋白类似 SHP2，SHIP2 以酪氨酸磷酸化依赖的方式通过 SH2 结构域与西部 CagA 特异性 EPIYA C 段或东亚 CagA 特异性 EPIYA D 段相结合。然而，与 SHP2 的情况迥然不同，SHIP2 与 EPIYA C 的结合度比与 EPIYA D 的结合度更高，与 CagA 相互作用将 SHIP2 置于质膜上，介导磷脂酰肌醇 3,4 二磷酸 [PI（3，4）P2] 的产生。CagA SHIP2 相互作用也促进了 CagA 的形态发生活动，这是由 CagA 解除 SHP2 引起的。此项研究表明，CagA 最初与 SHIP2 相互作用，通过改变膜磷和黏附连接中的连环蛋白，而非磷酸化

CagA 靶向作用于细胞黏附蛋白中的 E- 钙黏蛋白、肝细胞生长因子受体 c-Met 及 p120- 连环蛋白，从而导致炎症反应的发生及细胞间连接的破坏，使上皮细胞失去极性。研究发现 CagA 能促进 IL-6 上调，Xu 等人探讨了 IL-6 上调的机制，真核细胞翻译延伸因子 $1\alpha1$（eEF1A1）在感染后在细胞质中募集蛋白激酶 C δ（PKC δ），从而细胞核中 STAT3S727 的磷酸化，IL-6 转录增加，IL-6 是目前指出的对胃上皮及肠上皮恶化起到重要作用的白细胞介素之一。CagA 会特异性调控特异性转录因子 Cdx2，该转录因子在不典型增生和癌症多个阶段中均有高度表达，Cdx2 在转录、翻译水平方面均可上调紧密连接中闭合蛋白 -2 的表达，且在靶向破坏紧密连接蛋白后会增强胃癌细胞 AGS 的侵袭性，这可能是 Hp 诱导胃癌变的早期事件。Guo 等人发现，抑癌基因天麻素 1（GKN1）在胃癌中下调。通过实验研究发现，CagA 参与了这种肿瘤抑制因子的下调，磷酸化细胞外信号调节激酶（pERK）被 CagA 激活，激活后的 pERK 诱导 AU 富元素 RNA 结合因子 1（AUF1）的产生，最终下调 GKN1。VacA 在细胞连接破坏的过程中也起作用，VacA 通过 Rac1/ERK 依赖性途径增加自噬囊泡中的连接蛋白 43（Cx43）来诱导上皮细胞凋亡，除此之外，VacA 也可通过内质网应激反应来激活自噬诱导上皮细胞凋亡。金等人通过表明，CagA 蛋白可通过 hnRNPC1/2 上调 p27 蛋白而抑制细胞增殖和诱导细胞凋亡。杨卓等人发现 VacA N 端片段可诱导人胃黏膜细胞（GES-1）细胞凋亡及空泡样变，VacA 蛋白可激活半胱氨酸蛋白酶 -9（Caspase-9）和 Caspase-3，且可能主要通过线粒体途径诱导 GES-1 细胞的凋亡。

尿素酶通过刺激中性粒细胞产生活性氧（ROS）导致炎症，其相关的信号转导机制已被阐明，尿素酶通过人微血管内皮细胞（HMEC1）单层促进 VE 钙黏蛋白的磷酸化，导致细胞连接分离，这导致细胞骨架肌动蛋白和 FAK 发生改变，尿素酶诱导内皮细胞产生 ROS 和一氧化氮（NO），胞内活性氧增加导致 NF-κB 活化，并上调环氧合酶 -2（COX-2）、血红素氧合酶 -1（HO-1）、IL-1β 和细胞间黏附分子 -1（ICAM-1）的表达，而 ICAM-1 和 E- 选择素的高表达与中性粒细胞在尿素酶刺激的 HMEC 单层上的黏附增加有关。尿素酶对内皮细胞的作用依赖于 ROS 的产生和脂氧合酶途径的激活。此外，尿素酶可改善血管内皮生长因子受体 2（VEGFR-2）的表达。Gur 等人通过实验证明，HopQ 确实能够与 CEACAM1 相互作用，并表明 HopQ 介导的 CEACAM1 激活可能抑制 NK 细胞和 T 细胞的功能。

有关 Hp 致病的研究主要集中在诸多 Hp 毒力因子诱导胃黏膜发生病理改变的分子机制，目前研究较多的有 CagA 蛋白及 VacA 蛋白。但最关键的，能决定疾病发生与否的致病分子机制尚未被发现，多因素综合作用是 Hp 致病的现象。目前根据针对清除 Hp 的疫苗已有相关研究进展，但是出于各种原因未能应用于临床。Hp 的致病机制尚待深入研究。

参考文献

[1] Marshall B J,Barrett L J,Prakash C,et al .Urea protects Helicobacter (Campylobacter) pylori from the bactericidal effect of acid.[J].Gastro enterology,1990,99(3):697-702.

[2] 李方 . 幽门螺杆菌 CagA 及 VacA 毒力因子致病机制研究进展 [J]. 长治医学院学报，2020，（04）：317-320.

[3] 耿春雨，马智军，胡继科，等 . 幽门螺杆菌毒力因子及其致病机制研究进展 [J]. 山东医药，2018，57（7）：108-110.

[4] 徐晨静，吴瑶，蒋建霞，等 . 幽门螺杆菌外膜蛋白及其毒力的研究进展 [J]. 实用临床医药杂志，2020，24（9）：127-132.

[5] Xu C, Soyfoo DM, Wu Y, et al.Virulence of Helicobacter pylori outer membrane proteins: an updated review. Eur J Clin Microbiol Infect Dis. 2020,39(10):1821-1830.

[6] 王汉星，王薇 . 幽门螺杆菌致病机制分子生物学研究进展 [J]. 检验医学与临床，2012，9（6）：759-760.

[7] Xu S, Wu X, Zhang X, et al. CagA orchestrates eEF1A1 and PKCδ to induce interleukin-6 expression in Helicobacter pylor-infected gastric epithelial cells. Gut Pathog. 2020,3(12):31.

[8] Paydarnia N, Mansoori B, Esmaeili D, et al.Helicobacter pylori Recombinant CagA Regulates Th1/Th2 Balance in a BALB/c Murine Model.Advanced Pharmaceutical Bulletin. 2020,10(2):264-270.

[9] Rossi M, Bolz C, Revez J,et al . Evidence for conserved function of γ-glutamyltranspeptidase in Helicobacter genus. PLoS One.

2012,7(2):e30543.

[10] Tsai CC, Kuo TY, Hong ZW, et al.Helicobacter pylori neutrophil-activating protein induces release of histamine and interleukin-6 through G protein-mediated MAPKs and PI3K/Akt pathways in HMC-1 cells. Virulence. 2015,6(8):755-65.

[11] Yong X, Tang B, Li BS, et al. Helicobacter pylori virulence factor CagA promotes tumorigenesis of gastric cancer via multiple signaling pathways. Cell Commun Signal. 2015 ,11(13):30.

[12] de Jesus Souza M, de Moraes JA, Da Silva VN, et al.Helicobacter pylori urease induces pro-inflammatory effects and differentiation of human endothelial cells:Cellular and molecular mechanism. Helicobacter. 2019,24(3):e12573.

[13] Guo Y, Zhang T, Shi Y,et al.Helicobacter pylori inhibits GKN1 expression via the CagA/p-ERK/AUF1 pathway. Helicobacter. 2020,25(1):e12665.

第四章　耐药幽门螺杆菌的防治

20 世纪 80 年代末，Hp 发现后不久，在使用两种抗生素（阿莫西林和克拉霉素）和一种质子泵抑制剂 7 天或 10 天（oca7 和 oca10）的基础上建立了根除疗法，在全世界范围内的根除率超过 90%。但由于广泛地使用抗生素治疗 Hp 感染，感染预防控制和监测不足，且部分医务工作者在治疗时未遵循共识推荐方案的应用原则，抗菌药物使用不当，使得 Hp 耐药性越来越高，耐药率上升至 82%。抗生素耐药、抗生素在胃低 pH 环境中活性降低以及在胃内停留时间不足等原因，造成近年来 Hp 一线根除率也逐年降低，克拉霉素、左氧氟沙星、甲硝唑等根除率仅在 20% ～ 60%，如不及时遏制，将严重威胁公众的健康安全，甚至影响生态平衡，制约社会经济发展。由于细菌不断耐药，人类只好不断地寻求新型抗菌药物，但新型抗菌药物的研发已日趋困难，开发一种新型抗菌药物一般需要 10 年甚至更长时间，而不合理使用和滥用抗菌药物造成的耐药菌产生只需两年左右。因此，如果不采取有效措施遏制抗菌药物的不合理使用和滥用，在不久的将来，人类将面临无药可用的境地。近年来，世界卫生组织、世界动物卫生组织，以及包括中国、美国、日本、欧盟等多个国际组织、国家和地区纷纷采取积极行动加以应对 Hp 的耐药性。2017 年世界卫生组织把对克拉霉素耐药的 Hp 列为急需重点研发新型抗生素的 12 种病原体之一。由此可见，Hp 的耐药性防治形势严峻，有效解决耐药性问题刻不容缓。

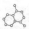

第一节　耐药幽门螺杆菌防治原则

Hp 耐药可分原发耐药（primary resistance）和继发耐药（second resistance），前者存在于 Hp 的基因组中，是 Hp 天然耐药的主要原因，后者指治疗失败后耐药，基因组产生了突变，存在于部分基因组中，由可移动遗传元件如质粒等所携带，能够在细菌间进行传播和扩散。目前，Hp 耐药防治的原则包括积极预防耐药菌感染、确保诊断的有效性和治疗的规范化、合理应用抗菌药物和科学预防耐药菌传播这四个方面，如图 4-1 所示。

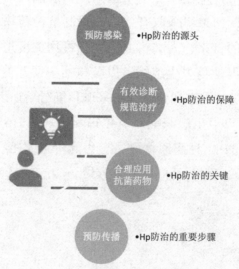

预防感染　•Hp防治的源头

有效诊断规范治疗　•Hp防治的保障

合理应用抗菌药物　•Hp防治的关键

预防传播　•Hp防治的重要步骤

图 4-1　耐药幽门螺杆菌防治原则

一、有效预防

有效预防是控制耐药 Hp 感染的源头，只有做到合理预防，才能有效降低患者的感染发生率。感染率降低，抗菌药物使用的需求量就会减少，随之选择压力就会减少，耐药细菌的出现次数也就会相应减少。应合理开展 Hp 健康教育宣传，提高公众对于耐药菌的认知和理解，普及卫生行动的实践，特别是卫生保健部门。全世界有1/3 的儿童受到过或已经受到 Hp 感染，感染率甚至超过 30%，因此青春期人群的预防十分重要，对青春期人群进行筛查可降低终生胃癌风险。由于 Hp 传播途径主要为"粪—口"途径和"口—口"途径，家长应注意青春期人群饮食、保持口腔的干净卫生、避免口对口喂食、在用餐过程中采用分餐制度或者使用公筷、在饮食过程中尽量饮用开水、食用熟食、家庭成员之间不混用水杯、牙刷、漱口杯等。对于低胃癌风险期（50 岁以下成人）的人群来说，应结合幽门螺杆菌感染试验和胃黏膜萎缩试验来有效防止传播给下一代。除此之外，餐具、坐便器等应经常消毒，养成良好生活饮食习惯并注意饮用水的卫生。在医院工作的医务工作者更应格外注意医院内 Hp 的传播。Hp 感染率随年龄增高而增高，主要原因之一便是家庭内或人群中的交叉感染。高胃癌风险期（年龄在 50 岁以上，包含 50 岁）人群除了注意家庭内部的卫生问题等之外，还应注意患病的筛查，血清胃蛋白酶原和 Hp 抗体联合检测有助于提高对高胃癌风险期人群的预防水平。

二、有效诊断和规范化治疗

当耐药感染已经发生时，有效诊断和规范化治疗是减少 Hp 继发性耐药的产生、提高 Hp 根除率的保障。在 Hp 感染个体诊断当中，通常采用侵入性检测或非侵入性检测方法。侵入性检测方法包括：内镜检查、快速尿素酶试验、组织学方法及培养试验及药敏试验。非侵入性检测方法包括：^{13}C 尿素呼气测试、血清抗体试验、粪便抗原试验及分子生物学技术。检测方法各有利弊，应因人而异、合理选择。考虑到诊断的准确度及安全性，一般推荐非侵入性检测方法，另外还有一些辅助诊断的方法，如血清胃蛋白酶原（PG）测定和胃 X 线检查等。根据人群对抗菌药物的敏感性选择抗生素，并遵循个体化原则，根据患者初治或补救时的治疗方案、年龄及体重、伴存疾病、是否吸烟、抗生素用药史、药物不良反应史等，制订科学、合理、个体化、规范化的精准治疗方案，并严格把控治疗疗程，完善诊断，改善治疗，以规范化治疗根除耐药菌。

三、合理应用抗菌药物

合理应用抗菌药物是 Hp 防治的关键。在临床治疗中，不恰当使用抗菌药物治疗主要包括使用广谱抗菌药物，患者不遵循治疗方案，以及使用不正确的剂量或持续时间等。抗菌药物的不合理选择与应用会加速耐药菌株的富集、耐药基因的传播和进化。可加强抑酸剂的种类及剂量，参考既往用药，选择两种低耐药组合，适当增加抗生素剂量，并基于药敏试验结果进行选择。政府、卫生行政部门、药品监管部门、医务工作人员等应各司其职，加强抗菌药物管理，按照《处方药和非处方药分类管理办法》中涵盖抗生素类的条例，严格执行抗生素的管理制度，拒绝患者私自到药店购买药物服用。加强医院内抗生素的管理，构建合理的用药管理体系，不滥用抗生素，尤其是医务工作者，应该最大力度地保证患者安全、合理、有效地使用抗生素，从而保障患者的健康。形成合理用药的管理体系，并制定用药准则，严格按照国家卫生健康委员会制定的有关抗菌药物合理使用的法律法规进行预防性用药和治疗性用药，遵循抗生素的使用原则及合理用药的生物学标准，严格掌握抗生素应用指征，建立供医师遵循的、明确的抗菌药物指南和耐药监测网，掌握当地耐药流行及个体耐药情况，达到精准治疗，并鼓励研发新型的抗菌药物，提供更多的候选药物，让治疗耐药 Hp 有药可医、有药可选。

四、预防传播

预防传播是阻止耐药 Hp 扩散的重要步骤。除了要防止人与人之间的传播，最主要的是防止耐药质粒的传播。耐药质粒的传播既可以在不同菌之间传播，也可以在不同个体，如菌株与动物之间传播。例如，临床中四环素的使用量相对较少，但畜牧业中却大量使用该抗生素，食物链等具有潜在将四环素类耐药基因传递给人体的风险，这样很容易发生扩散和流行，使人类面临 Hp 感染无药可用的境地，因此除加强实验室、医院等地的安全把控外，还应管理好治疗其他感染性疾病的抗生素使用、畜牧养殖业的抗菌药物的使用等，逐渐减少动物产品的抗菌药物的使用，激励农业、环境卫生、健康领域的合作伙伴关系，共同防止耐药菌株的传播与扩散。除此之外，还应做好耐药管理的监测，加强以实验室为基础的监测，加强追踪抗菌药物使用的国家监测体系及防治耐药菌在动物中蔓延的监测体系，耐药监测地点优先设置在三级、二级综合性医院或专科医院，且医院已建立较为完善的临床 Hp 实验室，已开展 Hp 分离、培养、鉴定及药物敏感性试验常规工作多年，并符合美国临床和实验室标准协会文件的各项要求。及时监测，及时反馈，为制定政策和临床用药提供依据。

第二节 耐药幽门螺杆菌西医防治方法

长久以来，西医使用抗生素治疗 Hp 一直处于主流位置。抗生素使用后，由于各种抗菌药物均有一定的抗菌谱，在对其的使用过程中它会杀灭敏感细菌，从而促进耐药菌的生长，因此常常造成菌群失调。面对严重的 Hp 耐药形势，如何制订有效的西医根除方案，加强 Hp 耐药防治的研究，显得非常迫切和重要。

一、常用铋剂四联方案

目前，西医防治 Hp 常用标准三联（PPI+ 两种抗菌药物）、铋剂四联（PPI+ 铋剂 + 两种抗菌药物）或非铋剂四联（PPI+ 三种抗菌药物）等作为根除 Hp 方案。由于铋剂不产生耐药，可在胃的酸性环境中形成弥散性的保护层覆盖于溃疡面上，从而阻止胃酸、酶及食物对溃疡的侵袭，可有效促进溃疡的愈合，短期应用安全性高，且在治疗失败后及耐药菌株产生后抗生素选择余地更大，对耐药菌株可额外地增加30% ～ 40% 的根除率，因此长期以来，铋剂疗法一直占据西医治疗 Hp 的主导地位，这些铋剂四联方案的根除率均可达到85% ～ 94%。第一次治疗失败后，耐药 Hp 菌株已经产生，应该根据患者的用药史、抗生素疗效、所需费用、可获得性、用后不良反应等及时调整抗生素进行第二次补救治疗，补救治疗时应先优选耐药率低的抗菌药物所组成的方案，尽量使用新型、使用率低、窄谱、"低档"的抗生素，若采用补救方案治疗后均失败，建议进行细菌培养、药物敏感性检测或进行耐药基因型分子检测以指导治疗。

经验治疗推荐了7种铋剂四联方案，这些方案中均含有 PPI 和铋剂，因此选择方案就是选择抗菌药物组合。具体抗菌药物组合方案如图 4-2 所示。这些秘剂四联方案均被国际同行证实，并被国际相关权威给予了高度评价，获得国际相关共识的推荐。

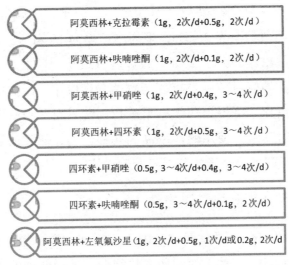

阿莫西林+克拉霉素（1g，2次/d+0.5g，2次/d）

阿莫西林+呋喃唑酮（1g，2次/d+0.1g，2次/d）

阿莫西林+甲硝唑（1g，2次/d+0.4g，3～4次/d）

阿莫西林+四环素（1g，2次/d+0.5g，3～4次/d）

四环素+甲硝唑（0.5g，3～4次/d+0.4g，3～4次/d）

四环素+呋喃唑酮（0.5g，3～4次/d+0.1g，2次/d）

阿莫西林+左氧氟沙星（1g，2次/d+0.5g，1次/d或0.2g，2次/d）

图 4-2　抗菌药物组合方案

二、高耐药率药物防治方法

《第五次全国幽门螺杆菌感染处理共识报告》指出我国 Hp 对克拉霉素、甲硝唑和左氧氟沙星（氟喹诺酮类）的耐药率呈上升趋势，Hp 原发耐药率甲硝唑为 40% ～ 70%，左氧氟沙星为 20% ～ 50%，克拉霉素为 20% ～ 50%。总的来说，这些抗菌药物的耐药率已经很高，不同地区间存在一定的差异。用 3 种三联疗法（PPI+阿莫西林+克拉霉素，PPI+阿莫西林+左氧氟沙星，PPI+阿莫西林+甲硝唑）治疗耐药菌株感染者，其根除率仅为 20% ～ 40%。因此如选择含克拉霉素、甲硝唑或左氧氟沙星的三联方案进行药物敏感试验具有相对优势。但药物敏感试验在减少应用药物数量的同时却增加了额外的费用，其准确性和可获得性也是影响其推广的因素。因此药物敏感试验在根除 Hp 治疗中的成本和效益比尚需进一步评估。Hp 可对甲硝唑、左氧氟沙星、克拉霉素这些抗生素发生二重、三重或多重耐药，将大环内酯类抗生素克拉霉素和阿奇霉素归为一类，喹诺酮类抗菌药左氧氟沙星和莫西沙星归为一类，Hp 单药耐药率为 49.13%，双药耐药率为 25.5%，多药耐药率为 10.41%，克拉霉素和甲硝唑的双重耐药率大于 25%。面对多重耐药，尽量避免耐药可能产生的最主要的应对措施是抗菌药物的合理应用，根据权威指南优先考虑经验治疗，可根据药敏结果进行用药，对已患有多重耐药的患者应避免对其组合使用耐药率高的几种药物，然而遏制多重耐药菌的传播流行则需要完善医院感染控制措施。

三、低耐药率药物防治方法

目前我国 Hp 对阿莫西林（0%～5%）、四环素（0%～5%）和呋喃唑酮（0%～1%）的耐药率仍很低。选择两种低耐药或不耐药抗生素方案进行组合可以有效提高耐药 Hp 根除率。例如，呋喃唑酮、四环素、阿莫西林等，在克拉霉素耐药率高或甲硝唑 - 克拉霉素双重耐药率高（耐药率大于 15%）的地区，推荐除含克拉霉素和甲硝唑之外的四联疗法作为一线疗法。由于左氧氟沙星耐药率高，非首选方案，可将其作为补救治疗的备选方案。补救方案的选择应参考以前用过的方案，原则上不重复原方案。如原方案中已应用克拉霉素或左氧氟沙星，则再次治疗时，不能重复应用克拉霉素或左氧氟沙星，且甲硝唑高剂量治疗失败后，也不能再次使用甲硝唑进行治疗。阿莫西林是一种半合成青霉素类 β - 内酰胺类抗生素，属于广谱抗菌药物，该药具有较强的穿透细胞膜能力，且在酸性条件下可保持稳定状态，胃肠道吸收率高，具有较强的杀菌作用，可以根除 Hp，不易产生耐药性，且不良反应低，所以常作为根除 Hp 治疗方案的首选，但当患者为青霉素过敏者时，应选择其他耐药性低的抗生素替代阿莫西林，如头孢呋辛，或选择不含阿莫西林的方案。若要选择包含耐药性高的抗生素的方案，可适当延长治疗时间，或提高剂量，如阿莫西林每天 2 克可增至每天 3 克，呋喃唑酮每天 0.2 克可增至每天 0.3 克以提高根除率，但同时随着剂量的加大，其不良反应程度也会随之加深。除此之外，还应把控抗菌药物使用疗程，一般治疗疗程为 10 ～ 14 天，除非 10 天根除率大于 90%，否则均推荐治疗 14 天为一疗程。

四、其他疗法药物防治方法

新铋剂四联疗法、序贯疗法、伴同疗法、混合疗法、高剂量二联疗法（PPI+ 阿莫西林）等疗法的出现，给根除 Hp 治疗提供了更多的新思路。

新四联疗法在传统三联、四联疗法上进行了创新，米诺环素、头孢菌素、雷贝拉唑、兰索拉唑可用于四联疗法中抗菌药物的备选。米诺环素是一种广谱抗菌的四环素类抗生素，具高效和长效性，它能与 tRNA 结合，从而达到抑菌的效果。头孢菌素类和青霉素类同属 β－内酰胺类抗生素，但由于结构上的差异使得头孢菌素能耐受青霉素酶，可与某些蛋白质（β－内酰胺结合蛋白）结合，这些蛋白质的本质可能是细胞膜上的一些酶，由此改变细菌细胞膜的通透性，抑制蛋白质合成，并释放自溶素，且在酸性条件下可保持稳定状态，具有根除 Hp 的作用，不易产生耐药性，可用来替代阿莫西林。雷贝拉唑为苯并咪唑类化合物，是第二代质子泵抑制剂，通过特异性地抑制胃壁细胞 H^+、K^+-ATP 酶系统而阻断胃酸分泌的最后步骤，该作用呈剂量依赖性，并可使基础胃酸分泌和刺激状态下的胃酸分泌受到抑制。兰索拉唑属于苯并咪唑类化合物，可以通过吸收转移至胃黏膜，并在酸性环境中转化为活性代谢体，从而有效抑制胃壁细胞 H+/K+–ATP 酶系统，达到阻断胃酸分泌，根除 Hp 的效果。但新四联疗法目前研究尚浅，应进一步研究用量、疗程等，以明确治疗方案。

伴同疗法采用标准剂量的 PPI 加三种高剂量的抗生素治疗 7～10 天，属于非铋剂四联方案的一种。序贯疗法采用前 5 天进行二联疗法，后 5 天进行三联疗法，奥美拉唑加阿莫西林治疗前 5 天，奥美拉唑、克拉霉素和替硝唑治疗后 5 天，该方案贯序治疗的根除率可达到 98%。采用伴同疗法和序贯疗法两种治疗方案，患者的耐受度性低，且依从性好，7 天的伴同疗法效果要优于 7 天或者 10 天的三联疗法，同样的治疗疗程，伴同疗法优于序贯疗法，缺乏铋剂应考虑推荐序贯疗法或伴同疗法进行治疗。混合疗法指前 7 天进行二联疗法，后 7 天进行四联疗法，此方法治疗的根除率可高达 99%。

高剂量二联疗法指增加阿莫西林的剂量，根除 Hp 治疗时，常采用经验治疗或药敏试验指导治疗，但药敏试验难以普及，而阿莫西林极少产生耐药，高剂量二联疗法相当于实施了药敏试验，根除率可达 96.1%，远高于三联及四联疗法，因而再次得到临床医师的重视。

除此之外，联合益生菌或胃黏膜保护剂进行治疗也为降低 Hp 耐药率开辟了新途径，在根治 Hp 前运用乳酸菌可使克拉霉素耐药地区的根除率提高，且不易产生耐药。但无论怎样更新治疗方案，Hp 仍可继续产生耐药性，最终导致治疗再次失败，并不能从根本上解决耐药问题。

五、特殊病理情况的药物防治方法

当患者为特殊病理、生理状况时，应更加注重抗生素的选择。许多抗菌药物在人体主要经肾排出，而某些抗菌药物具有肾毒性，针对肾功能减退的感染患者应尽量避免对其使用肾毒性抗菌药物。

106

确有应用指征时，必须调整方案。例如患者可应用阿莫西林和甲硝唑进行治疗，保持原治疗量或略减量，若要使用左氧氟沙星，治疗量需相应减少，不宜选择四环素进行治疗。针对肝功能受损的感染者，在选择抗菌药物及调整剂量时，应考虑肝功能减退时对该类药物体内过程的影响程度以及肝功能减退时该类药物及其代谢物发生毒性反应的可能性。可选用阿莫西林和左氧氟沙星进行治疗，若为严重肝病时，甲硝唑应减量慎用，避免应用四环素进行治疗。当患者为老年人时，由于老年人组织器官呈生理性退行性变，免疫功能也日渐衰退，一般接受主要经肾排出的抗菌药物如阿莫西林，可按肾功能减退情况减量给药，可用正常量的 2/3 ～ 1/2。当患者为新生儿时，其肝、肾均未发育成熟，应避免应用毒性大并可能发生严重不良反应的抗菌药物，如四环素。当患者为糖尿病并发症患者时，推荐使用足量、固定周期的埃索美拉唑联合克拉霉素、阿莫西林进行治疗。糖尿病患者由于自身抵抗力较低且常年服用抗生素类药物，对 β - 内酰胺类、氨基糖苷类、大环内酯类及喹诺酮类抗生素的耐药性均较高，尤其使用大环内酯类抗生素超过两周者 Hp 根除率明显降低。埃索美拉唑是拉唑类使用中目前最新使用的质子泵抑制剂，主要用于治疗 Hp 引起的十二指肠溃疡，以及预防 Hp 相关的消化道溃疡的复发，该药物是一种弱碱性药物，对基础胃酸分泌和受刺激后的胃酸分泌均具有抑制作用，效果优于奥美拉唑，治疗后可有效降低患者的疼痛感。

第三节　耐药幽门螺杆菌中医防治方法

中医治疗是极具中国特色的治疗方式，中国一些含中药黏膜保护剂的单体成分、中药复方及中成药制剂等对 Hp 具有根除率高、耐药性低、不良反应少、毒性低的特点，甚至对耐药 Hp 也有杀灭作用，可作为耐药抑制剂、耐药增敏剂或协同作用剂来达到逆转耐药的效果，为根除 Hp 治疗提供新的思路。据流行病学统计，中医药治疗总有效率可达 95.45%。中药除可破坏生物膜，降低 Hp 的毒力和黏附能力外，促进胃黏膜血流，调整胃肠激素分泌，重建受损的胃黏膜屏障等来改变 Hp 的生存环境，还可以提高人体免疫力，清除氧自由基，抑制炎症因子释放等。

一、中医对幽门螺杆菌感染疾病的病因病机学说

Hp 感染属中医"湿热邪气"范畴，亦属于"毒邪"，脾胃虚弱者，受到外来的潮湿和炎热，加之饮食不洁，更易感染毒邪，此处的"毒邪"便指 Hp。根据临床中医辨证分型，可将 Hp 感染分为脾胃虚弱、脾胃湿热、胃阴不足、肝胃不和和胃络血瘀五型，其中把脾胃虚弱和胃阴不足归属脾胃虚组，而其余三型归为非脾胃虚组。Hp 感染虽然发病在胃部，但病本在脾，邪气外侵、正气不足、气机失调等是其病因，脾胃湿热是重要诱发因素，胃内环境潮湿炎热，为细菌的生长提供有利条件，加之胃黏膜受损，胃内正常生理结构遭到破坏，使得 Hp 易感。脾胃虚弱是 Hp 感染造成相关胃病的病之本，而湿热、血瘀等为病之标。Hp 感染相关胃炎属"本虚标实"，

人体在脾胃虚弱的基础上易感 Hp，进而导致湿热、瘀血等一系列病理变化，以致形成慢性萎缩性胃炎和肠上皮化生等。因此，中医治疗 Hp 感染大多选择健脾益气类。

二、中药单体

中医防治耐药 Hp 强调整体调节，除以扶正祛邪、益气健脾、活血化瘀及解毒清热为选药原则外，还应根据 Hp 感染中医辨证分型类型选择合理的治疗方案，具体表现为以辨证论治、"病—证"结合为原则，根据每个患者的具体情况进行个体化治疗，根据不同的症状给予不同的中药配方进行治疗。治疗耐药 Hp 感染的中药以寒凉药为主，温热药为辅，以治疗火热、气滞血瘀、正气虚弱之证。清热药如黄芩、黄连、大黄等，化湿药如藿香、苍术、厚朴等，补虚药如甘草、人参、白芍等，解表药如生姜、薄荷、菊花等，温和药如吴茱萸、丁香等，收涩药如乌梅、五味子等，泻下药如大黄等，攻毒杀虫药如大蒜等，已被广泛应用于根除 Hp 的中药汤剂及制剂中，这些大多数性苦的药物能有效泻火、燥湿、活血、补气，以大大提高 Hp 根除率并减少机体的不良反应。

研究者对 200 种可能抗 Hp 的中草药进行了体外抑菌试验，发现黄芩、黄连、大黄等几种药物的抑制作用较强，其他中药如桂枝、地丁、土茯苓、乌梅、山楂、厚朴、当归等也有较强的抑制作用。当归可以保护 Hp 感染患者的胃黏膜，降低炎症反应，从而根除 Hp，其不仅可抑制过氧化物的产生和过氧化物酶活性的增加，还可抑制 NF-κB 介导的炎症反应信号通路，从而有效预防 Hp 诱发的胃炎等病症的发生。Hp 感染后的一系列疾病，如消化性溃疡等的致病性是由细菌脲酶介导的，细菌脲酶是主要的毒力因子，细菌脲酶水解尿素以产生二氧化碳和氨，使得胃内 pH 升高，从而使 Hp 能够有效地定殖在酸性环境中，蜂蜜活性成分可以抑制幽门螺杆菌脲酶，抑制率可达 45% 左右。中药苦豆子中的生物碱成分对 Hp 耐药菌株有抑菌效果，对 Hp 甲硝唑临床耐药菌株具有很好的抑制作用。中药三七不仅杀菌作用强，且能通过活血化瘀的作用抑制胃酸分泌，改善炎症介质造成的黏膜损伤及黏膜损伤后出现的组织充血、肿胀及受压导致的缺血、缺氧等症状。

三、中药单体中有效成分

中药的抗菌作用主要来源其生物活性成分，目前认为中药的抗菌活性成分包括黄酮类、生物碱类、有机酸类、挥发油类、多糖类、皂苷类、蒽醌类、萜类等。中药单体中的有效成分的成功探索不仅可以为阐明中药的作用机制提供基础，也可以为下一步研究方向提供思路与参考。

黄连是目前发现的根除 Hp 效果最好的单味中药，黄连中主要起到抑制 Hp 作用的成分是小檗碱，小檗碱的杀菌机制可能是抑制细菌的葡萄糖及糖代谢中间产物的氧化，从而达到杀灭 Hp 的作用。黄连中其他抑菌成分还包括药根碱、表小檗碱、巴马汀和黄连碱等，黄连碱作用效果最佳，而表小檗碱抑酶作用最强，远远优于标准脲酶抑制剂乙酰羟肟酸。甘草中的甘草酸和甘草黄酮成分也有很好的抗 Hp 活性，二者在体外显示出同等的对 Hp 的抑制和杀灭作用，其作用和克拉霉素相当。中药吴茱萸中的一些喹诺酮类生物碱成分，可在不影响其他肠道菌群的情况下，抑制 Hp 的生长，达到根除目的。大黄素能抑制细菌线粒体呼吸链电子传递，抑制呼吸与氨基酸、糖和蛋白质代谢中间产物的氧化和脱氢，导致细菌核酸和蛋白质合成受到干扰，并且能抑制生物膜的形成，使膜的渗透性发生改变，生物膜内细菌对抗菌药物变得敏感，部分耐药基因的表达受到抑制，从而抑制耐药 Hp 的生长，还可能引起 Hp DNA 的损伤，产生更小的 DNA 片段。黄芩苷是黄芩的主要有效成分，具有广谱抗菌作用，其抑菌机制包括破坏菌体细胞生物膜，抑制细菌 DNA、RNA、蛋白质的生物合成与降解内毒素等三类。小檗碱、大黄素、五味子、黄芩苷对多重耐药 Hp 都有一定的抑制杀灭作用，尤以小檗碱效果明显。更有研究显示，黄连以生物碱类化合物为主要活性成分，黄芩以黄酮类化合物为主要活性成分，黄芩 – 黄连药对治疗 Hp 感染具有多成分、多靶点、多通路协同作用的特点，通过调控编码 RNA（基因）和非编码 RNA（如 microRNA）发挥其抗 Hp 的效应。例如细胞因子 – 细胞因子受体相互作用通路、NOD 样受体信号通路、NF–κB 信号通路等，其已被临床推广应用于大量复方汤剂中。

四、中药复方

中药有单方和复方之分，在抑菌作用上不只是某一种有效成分，还存在多种成分协同作用的效果。应用中药复方汤剂治疗 Hp 时，可在药证相符的情况下，适当选用具有抑菌、杀菌、与抗生素具有协同作用的药物以提高疗效，应用具有固定组分的中成药，即在药物对证的前提下，以研究证实具有抑菌作用者为佳。杨晓歌采取连朴饮合半夏泻心汤治疗 20 例 Hp 患者作为观察组，治疗后总有效率达 95.0%，远高于采用单纯西医治疗的对照组（60.0%），且中医证候评分情况得到明显提高，复发率低。Lin Zhiqiang 等人将 60 只 Hp 感染大鼠随机分为对照组、模型组、中度浓度及高浓度香砂六君子汤组，研究表明高浓度的香砂六君子汤组，胃黏膜中的 iNOS（诱导型一氧化氮合酶）活性和 NO（氮氧化合物）含量下降了 (1.195 ± 0.026) mmol·g^{-1}，血清 TNF–α 和 IL–6 水平也明显下降，有效改善了胃黏膜的病理变化，合理证明了香砂六君子汤有效性和安全性。李国庆用消幽复胃汤治疗 Hp 感染患者，临床治疗总有效率达 94.7%，该汤剂可通过抑制芳胺乙酰转移酶的活性、抑制体外 MDR 菌株的活性及抑制 Hp 的增殖等方面，在一定程度上清除 Hp，不仅如此,其还可以有效改善患者的临床症状,并通过促进 LEC-6 细胞的绒毛蛋白表达等来保护胃黏膜。张永智用枳实消痞汤治疗 52 例 Hp 患者作为观察组,Hp 根除率可达 94.23%,明显高于对照组(78.85%),中医证候积分明显下降(据统计学分析,P 小于 0.01),不良反应的发生率也明显下降(P 小于 0.01)。

《全国中西医整合治疗幽门螺杆菌相关"病—证"共识》根据中医根据辨证分型推荐了几种常用的治疗方案(表 4-1)。与此同时,中医治疗 Hp 感染还讲究加减法,具体指在健脾益气中成药制剂或汤剂的基础上,根据不同症状进行药物的合理加减。例如,阳虚质可增加温补脾肾之药,气虚质可增加健脾益气之药,湿热质应选用性味甘、气味平和的补气药等。中药消除耐药质粒的效果随用药时间和用药浓度的改变而改变,只有一定的用药时间与用药浓度才能实现中药消除耐药质粒的最佳效果,因此中药治疗疗程偏长,通常一个月左右。中药复方汤剂组分难以固定,患者个体之间煎煮药物方法、服药量难以统一,但因其具有更佳的针对个体的整体调理作用,中药汤剂应用于补救治疗前的患者为佳。中药治疗耐药性 Hp 不仅效率高,且中医证候评分情况得到明显改善,复发率低,可有效改善胃黏膜的病理变化,并通过复方调理消化道内环境、免疫状态,从而达到提高抗生素敏感性的目的。由此可见,中医在耐药 Hp 根除治疗中的重要地位与作用。

表4-1　中医辨证分型推荐方案

证型	治法	主方	所含药物
脾胃湿热证（热）	清热化湿，理气和中	连朴饮	厚朴、黄连、石菖蒲、法半夏、淡豆豉、栀子、芦根
		消幽复胃汤	黄芩、黄连、黄芪、炒白术、大黄、半夏、茯苓、吴茱萸、白芍、生甘草
		加味平胃散	柴胡、白术、苍术、厚朴、黄连、木香、延胡索、海螵蛸
		宜胃止痛抗幽汤	蒲公英、栀子、黄连、百合、枳壳、乌药、川楝子、广藿香、佛手、五灵脂、香附、蒲黄、砂仁
		左金汤	瓦楞子煅、黄芪炙、黄连、吴茱萸、牡蛎煅、香附、柴胡、郁金、人参、甘草炙、三七
脾胃虚弱证（寒）	健脾益气，和胃安中	香砂六君子汤	木香、砂仁、陈皮、法半夏、党参、白术、茯苓、炙甘草
		参芪养胃汤	黄芪、薏苡仁、党参、芍药、半夏、黄芩、白及、桂枝、白术、延胡索、柴胡、莪术、炙甘草、酒大黄
		资生汤	党参、炒白术、茯苓、泽泻、山药、莲子肉、陈皮、麦芽、神曲、薏苡仁、芡实、砂仁、炒白扁豆、焦山楂、桔梗、藿香、白蔻仁、黄连、炙甘草
寒热错杂证	辛开苦降，和胃消痞	半夏泻心汤	法半夏、黄芩、黄连、干姜、炙甘草、党参、大枣
		枳实消痞汤	王不留行、水蛭、延胡索、莪术、枳实、海螵鞘、木香、白术、徐长卿、白花蛇舌草、厚朴、太子参、黄芪

第四节　耐药幽门螺杆菌中西医结合防治方法

　　相较于单纯的西医治疗和单纯的中医治疗，中西医结合治疗是当前防治幽门螺杆菌比较理想的方案。抗生素具有起效快、抗菌谱广、易产生耐药性、不良反应多、副作用大、难以彻底根除 Hp 等优缺点，而中药也具有免疫调节及起效慢、不易产生耐药性、毒性小、机制复杂、副作用小等优缺点，将二者结合起来，优势互补，可以根治 Hp 感染。近年来，中西医结合治疗不仅可以有效缓解 Hp 耐药、缩短抗生素的疗程、减少抗生素使用量，还可以改善临床不良反应和毒副作用，其优势和良好的研究前景已经凸显，被越来越多的人所接受和提倡。

一、中药复方与西医结合的防治方法及应用

　　西医辨证治疗强调标准规范治疗，中医辨证治疗着重循证施治。目前，中西医结合理论防治 Hp，推荐根据疾病的不同进展期、不同的辨证病因，选择合理的治疗方案，如未感染时，可以选择性中药用于适当的预防；感染后治疗期间，可采用中西医联合治疗方式，如中药联合三联或四联治疗 14 天，此治疗方案可通过发挥一定的抑菌、杀菌作用以及提高抗生素敏感性，提高根除率，在一定程度上避免产生新的选择性耐药；根除治疗失败后，菌株已产生耐药性，导致难治性胃炎的发生，可用中药用以调理，发挥中药在 Hp 根除率、症状缓解率方面的优势，以利于后续治疗。由于反复治疗后会使 Hp

发生球形变而对抗生素失去敏感性，我国共识建议补救治疗应间隔 2～3 个月。难治性胃炎病程较久，脾胃虚弱、寒热错杂，在治疗时将其归为寒热错杂证一类。临床对耐药性 Hp 的经验治疗是"标本兼治的分阶段综合疗法"，治疗前准备的个体化治疗，根据中医基础理论，根据病人的临床表现、舌苔脉象及疾病的发展以辨证论治，此阶段治疗的目的是梳理患者不利于接受标准治疗的状况，进而再进行含抗生素的个体化杀菌治疗，最后进行巩固疗效的个体化治疗，对有明显症状者可对症治疗，治疗中发生过肠道菌群失调者可服用益生菌 2 周。由于患者的个体差异，可根据当地耐药情况、患者用药史等进行合理的方案调整。例如当患者对克拉霉素耐药时，可采取另一种抗生素替代克拉霉素；再者，可将中药方内的成分根据患者的实际情况进行加减法。例如在香砂六君子汤剂中，若患者胃脘痛则加入延胡索和丹参，若患者胃阴不足则加入生地和麦冬，以此提高患者的依从性和耐受性。

　　目前中西医结合方案主要是中成药制剂或复方汤剂联合单独西药、三联用药、四联用药等。消幽复胃汤临床治疗总有效率可达 94.7%。王曦宇等人用连朴饮联合常规四联疗法（阿莫西林＋胶体果胶铋＋雷贝拉唑＋克拉霉素），临床治疗总有效率达 97.06%，比对照组仅进行常规四联疗法的总要有效率（73.53%）高。许华宇等人采用四逆散合平胃散加味联合奥美拉唑治疗，有效率及 Hp 根除率分别为 94.87% 和 90.2%，明显高于对照组（阿莫西林＋奥美拉唑＋克拉霉素）的 82.05% 和 75.6%。张燕云等人用宜胃止痛抗幽汤联合常规四联疗法（阿莫西林＋奥美拉唑＋枸橼酸铋＋克拉霉素），临床治疗总有效率达 96.67%，比对照组仅进行常规四联疗法的总要有效率（90%）高。郭娜等人用左金汤联合常规四联疗法（阿莫西林＋奥美拉唑＋果胶铋＋甲硝唑），临床治疗总有效率达 95.74%，比对照组仅进行常规四联疗法的总要有效率（80.85%）高。单铁莲等人用香砂六君子汤联合雷贝拉唑，临床治疗总有效率达96.67%，比对照组仅进行雷贝拉唑治疗的总要有效率（80%）高。王小军等人用半夏泻心汤联合常规四联疗法（阿莫西林＋克拉霉素＋果胶铋＋泮托拉唑），临床治疗总有效率达91.67%，比对照组仅进行常规四联疗法的总有效率（81.67%）高。张永智等人用枳实消痞汤联合西药（枸橼酸铋＋泮托拉唑），临床治疗总有效率达94.23%，比对照组仅进行常规四联疗法的总要有效率（78.85%）高。平胃胶囊联合奥美拉唑标准三联7天方法治疗失败的Hp耐药病例，结果治疗组在症状改善、Hp根除率方面效果优于对照组（仅用奥美拉唑治疗）。自拟清胃健脾汤联合四联补救疗法治疗耐药Hp消化性溃疡，比四联补救联合奥美拉唑方案具有更高的Hp根除率。由此可见中西医结合治疗的优势。

二、中药有效成分与西医结合的防治方法及应用

有些学者认为中药汤剂或中药成分复杂、机制未明，对用药的安全性有所顾虑，可用中药药效明确的有效成分来替代中药汤剂与西药联合治疗。例如，采用黄连中的小檗碱联合三联疗法进行治疗，总有效率高于单纯三联疗法，可明显提高Hp根除率，并降低不良反应的发生率。中药中抗Hp的有效成分的发现及其衍生物的改造，不仅可以提高治疗效率，且其机制便于探索，可推动中西医结合治疗向国际化的方向发展。

Hp外排泵系统是Hp耐药的重要机制，一些中药可以通过发挥抑制耐药Hp菌株外排泵的作用，增加Hp对抗生素的敏感性，从而达到逆转耐药的效果。一些中药联合抗生素可起到协同抑制Hp生长的作用。有研究显示，对于抗生素耐药菌株，当培养基中分别加入不同浓度的白藜芦醇及大黄素时，检测的甲硝唑或克拉霉素MIC值分布位置与对照组（未加入白藜芦醇及大黄素）比较均有不同程

度的降低，二者的差异有统计学意义（P 值均小于 0.05），而且加入
物质的浓度越大，降低的程度越高，联合用药组的抑菌率比单一用
药组的抑菌率均有不同程度的升高，白藜芦醇和甲硝唑有协同抗 Hp
的作用，大黄素与克拉霉素有协同抗 Hp 的作用。荆花胃康胶丸及其
主要成分土荆芥对 Hp 标准菌株及临床分离耐药菌株具有体外抑菌作
用，其与甲硝唑或克拉霉素联用对 Hp 标准菌株和临床分离菌株可能
具有体外协同抑菌作用。

　　在长期的探索中，中国的医务工作者总结出的较好的中西医结
合治疗方案，不仅可以发挥中药几乎没有耐药性的优势，完善 Hp 治
疗的相关措施，还可以通过补救疗法或替代疗法，减少抗生素的过
度使用和滥用，从而对降低抗生素的耐药性。但由于中药作用机制
复杂，活性成分尚不明确，在国际上的接受度和认可度还不高。相
信在不久的将来，中西医结合治疗会彼此补充、互相融合，逐步形
成完整的体系，设计科学、数据可信、安全有效的中药新药会逐渐
上市，为根除 Hp 提供更多的候选药物。

第五节　耐药幽门螺杆菌防治存在的
主要问题及应对方法

　　现代医学同细菌感染斗争的过程，是抗生素的不断发展与细菌耐药之间的较量。在耐药性 Hp 防治的过程中，抗菌药物是必不可少的一环，抗菌药物是一类特殊的药品，它的特殊性在于抗菌药物使用造成的细菌耐药性、耐药菌传播性和人们认识的有限性，无论是西药还是中药，都存在许多不足与问题，若不及时采取行动，很可能会造成将来无药可用的地步。

　　西医治疗耐药性 Hp 主要存在以下问题：根除率很难达到预期值，耐药性高，易形成双重耐药甚至多重耐药；不良反应大，易出现肠道菌群失调、恶心、口苦、消化不良等症状；主流根除方案的变化造成患者用药负担加重；长期服用 PPI 会使 Hp 胃炎分布发生改变，增加胃体胃炎发生的风险。抗生素的选择和疗程，必须根据当地 Hp 耐药情况，因人、因地而异，根据每个患者的情况和临床特点，选择正确的药物、使用恰当的剂量、给药方式和疗程。从群体角度来说，规范抗生素应用，是减少抗生素耐药的关键；从个体角度来说，选择敏感抗生素，进行"个体化整体治疗"是提高根除率的关键。国家卫生健康委员会、国家高级别研究机构等应注重组织相关领域专家及时制定、修正、更新和宣讲有关共识方案或指南，加强对不同类别临床医师临床合理用药的指导工作。

　　虽然中医药治疗 Hp 不易产生耐药、毒性低且根除率高，但目前仍存在着许多瓶颈和问题，主要存在的问题具体如下：中药活性成分的提取尚不完善；单味中药及复方制剂等的药理研究不够深入；中医药根除 Hp 机制尚不能完全阐明；中医药相关研究均是小样本的研究，未能建立完整的根除 Hp 治疗方案；到成药还存在一定的距离；不同地区生活方式和饮食结构存在多样性。应将药理活性评价和化学有效成分分离鉴定结合，充分运用药效评价、化学分析、多层组学结合技术等来探究机制。加强药理及动物实验研究，建立完整的治疗方案，根除后应进行随访并建立完整治疗体系，并进行高质量的基础和临床研究。在治疗时，辨证分型应当主抓基本病机，简化证型类别，对基本病机相同而兼夹证候略有不同的患者，可给予同一种用药方案，这样有利于临床推广及标准方案的形成。

中西医结合治疗 Hp 急需解决的问题是未形成完整体系，治疗方案并未统一规范。应合理扩大研究样本，加强基础和临床研究，有针对性地进行攻关研究，并在现有研究的基础上，进一步进行中西医结合抑杀耐药 Hp 的基础及临床研究，进一步探究中药杀菌抑菌、增敏的机制，进一步提高研究结果的科学性和可信度。并按照科学试验和循证医学的要求统一标准，规范设计。坚持个体化、精准化治疗，选择药物时去考虑患者既往用药史、药物过敏史、初始治疗还是补救治疗等。合理建立由国家、省、市、县各级医院的感染、耐药监测实时监控的网络平台。

综上所述，Hp 的感染率和耐药率较高，有效防治 Hp 耐药刻不容缓，新药研发困难重重，制定新的治疗方案是目前根治或缓解耐药的主要措施。无论西医、中医还是中西医治疗耐药性 Hp，都要谨记控制耐药菌是全社会的责任。政府要加强防治耐药性 Hp 力度；患者和家属要认识耐药性 Hp 的严重性，树立合理用药意识；药师、医生等必须遵守相关的用药规定；检验人员应加强监测和检测能力；感染控制人员应行使有效措施防止耐药性 Hp 的传播；农业和畜牧业生产需制定使用抗生素的原则和规定，不得对动物滥用和过度使用

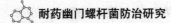

抗生素；医药公司要加强新的抗生素的研发；科研人员要积极进行
基础和临床研究等。只要齐抓共管，科学应对，耐药性 Hp 无药可用
的恶性局面是可以避免的。

参考文献

[1] Ru-Jia Li,Yuan-Yuan Dai,Chun Qin,et al.Treatment strategies and preventive methods for drug-resistant Helicobacter pylori infection[J].World Journal of Meta-Analysis,2020,8(2):98-108.

[2] 彭如洁.维生素 C、白藜芦醇和大黄素对幽门螺杆菌体外抗菌作用的研究 [D]. 福建医科大学，2007.

[3] 叶晖，张学智.中西医结合治疗耐药幽门螺杆菌感染策略初探[J].现代中西医结合杂志，2014，23（8）：891-892，906.

[4] 陈新怡，宋厚盼，陈小娟，等.黄芩 - 黄连药对治疗幽门螺杆菌相关性消化性溃疡的核心基因与关键 microRNA 筛选研究 [J/OL]. 天然产物研究与开发，2020，32（9）：1456-1469.

[5] 张艳，杨立明，杨文颖.糖尿病患者幽门螺杆菌根除率较低原因研究进展 [J]. 现代医药卫生，2020，36（3）：396-399.

[6] 白改艳，李岩.幽门螺杆菌耐药性机制及中药治疗进展 [J]. 中国中西医结合消化杂志，2020，28（6）：477-481.

[7] 胡伏莲，张声生.全国中西医整合治疗幽门螺杆菌相关 "病 - 证" 共识.胃肠病学和肝病学杂志 [J]. 2018，27（9）：9.

[8] 莫莉，皮明钧，伍参荣，等.半夏泻心汤及其拆方对幽门螺杆菌感染小鼠胃黏膜 CD4、CD8 表达的影响 [J]. 湖南中医学院学报，2006（1）：8-10，15.

[9] 马艳，毛志田.香砂六君子汤联合西药治疗 Hp 阳性脾胃虚弱型消化性溃疡临床研究 [J]. 陕西中医，2020，41（3）：357-359.

[10] 杨晓歌.连朴饮合半夏泻心汤治疗慢性浅表性胃炎脾胃湿热证临

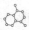

床观察 [J]. 双足与保健，2018，27（14）：173-174.

[11] 谈丽华. 黄连中黄连碱及表小檗碱抗幽门螺杆菌作用机制研究 [D]. 广州：广州中医药大学，2019.

[12] 夏照帆，沈建忠. 细菌耐药危机下的挑战与对策——专家视角 [M]. 北京：人民卫生出版社，2019.

[13] 刘文忠，谢勇，陆红，等. 第五次全国幽门螺杆菌感染处理共识报告 [J]. 中国实用内科杂志，2017，37（6）：509-524.

[14] 胡奕，吕农华. 我国幽门螺杆菌感染防治中面临的问题与对策 [J]. 现代消化及介入诊疗，2019，24（3）：219-221，218.

[15] 李珂，吕冠华. 幽门螺杆菌耐药的中医药研究进展 [J]. 中国民间疗法，2019，27（21）：103-105.

[16] 张北华，唐旭东，王凤云，等. 中药抗幽门螺杆菌作用机制研究进展 [J]. 中华中医药学刊，2015，33（3）：555-557.

[17] Mengjiao Hu, Zhenfei Wang. Treatment of Helicobacter pylori -associated gastritis using traditional Chinese medicine[J]. 2018, 7(1):1-5.

[18] 李玉锋，张晓军，姜巍，等. 中药联合三联疗法与三联疗法对照治疗幽门螺杆菌相关性胃部疾病随机对照试验的 Meta 分析 [J]. 中国中西医结合消化杂志，2014，22（2）：86-89.

[19] 洪敏，张苗苗，黄水才，等. 从体质学说探讨难治性幽门螺杆菌感染的中医药治疗思路 [J]. 广州中医药大学学报，2017，34（1）：120-122.

[20] Hu Y, Zhu Y, Lu NH. Primary antibiotic resistance of Helicobacter pylori in China[J]. Dig Dis Sci, 2017, 62 (5) :1146-1154.

[21] 宁文虹. 中药治疗幽门螺杆菌感染性胃病的疗效观察 [J]. 全科口腔医学电子杂志，2019，6（1）：14-24.

[22] 杨闪闪，叶晖，张学智. 中西医结合治疗耐药幽门螺杆菌的研究进展 [J]. 北京中医药，2020，39（2）：178-181.

[23] 张卓然 . 微生物耐药的基础与临床 [M]. 北京：人民卫生出版社，
2007.

第五章　幽门螺杆菌耐药的常见研究方法

第一节 幽门螺杆菌的耐药检测方法

一、药敏检测

（一）纸片扩散法（改良 Kirby-Bauer 法）

纸片扩散法操作简便，选药自由灵活，成本低廉，是临床实验室应用较为广泛的一种方法。WHO 推荐的纸片扩散法是 Kirby-Bauer（K-B）法，在此基础上我国又制定了自己的标准。我国多采用美国临床与实验室标准协会（CLSI）制定的标准，该机构每年都根据新的研究成果对其标准进行补充修正，读者可及时查阅。目前，K-B 法已经成为最成熟的耐药试验之一。

1. 试验原理

将含有定量抗菌药物的纸片贴在已接种幽门螺杆菌的琼脂平板上，纸片中所含的药物吸收琼脂中水分溶解后不断向纸片周围扩散，形成递减的梯度浓度，在纸片周围抑菌浓度范围内幽门螺杆菌的生长被抑制，从而形成无菌生长的透明圈，即抑菌圈。抑菌圈的大小反映幽门螺杆菌对测定药物的敏感程度，并与该药对幽门螺杆菌的 MIC 呈负相关关系。

2. 试验材料

（1）哥伦比亚培养基的制备。严格按照说明书准确称量哥伦比亚干粉培养基，经过溶解高压灭菌，将无菌平板置于洁净操作台中，待培养基冷却至 40 ～ 50℃后加入 10% 的血清，倾注成厚度为 4 毫米左右的平板，并将制成的平板取出，置于一个 37℃的培养箱中培养 24 小时做无菌试验，确认培养基无污染后方可使用。

（2）药敏纸片。含定量抗菌药物的圆形滤纸，其直径规定为 6.35 毫米，吸水量为 20 微升。滤纸质地、重量、吸水性都有严格要求。其内吸入的药液量对药敏试验结果至关重要。制备过程如下：取无菌专用药敏纸片采用逐片加样或浸泡药液后，采用冷冻干燥法抽干，使每张纸片含药量与要求相符合；将制备好的药敏纸片密封，贮存于 2～8℃的冰箱内保存，并在有效期内使用。

（3）接种物的制备。用接种环挑取形态相同的幽门螺杆菌菌落若干个，移至液体培养基中；将培养液置于含 5%CO_2、10%O_2、85%N_2 的三气 37℃培养箱中培养 72 小时；用液体培养基将培养物校正至 0.3 麦氏浓度，再按 1∶10 的比例稀释。

3. 试验方法

用无菌棉拭子蘸取制备好的幽门螺杆菌菌液接种物，并在液面上的管壁内轻轻旋转挤压，将多余的菌液挤出，分 3 次均匀涂布在哥伦比亚培养基表面，每次旋转平板 60°，使细菌分布均匀，最后用棉拭子沿平板边缘旋转两周，盖上平板，在室温干燥几分钟后，以无菌镊子夹取药敏纸片平贴于哥伦比亚培养基上。贴药敏纸片要求纸片间距不小于 24 毫米，纸片中心距平板边缘不小于 15 毫米，纸片贴好后不能再移动位置。贴好药敏纸片的平板加盖后室温干燥至少 3 分钟，但 15 分钟内必须放入三气培养箱中。72 小时后观察平板。

4. 结果判断

用精确度较高的游标卡尺量取抑菌圈直径（抑菌圈的边缘应是无明显细菌生长的区域）。在抑菌圈内有散在菌落生长，提示可能是混合培养，必须再分离鉴定及试验（也可能提示为高顿突变株）。

根据 CLSI 标准，对量取的抑菌圈直径做出"敏感""耐药"和"中介"的判断。

（二）琼脂稀释法

1. 试验原理

琼脂稀释法是将不同剂量的抗菌药物，加入融化并冷却至 50℃左右的定量哥伦比亚培养基中，制成含不同递减浓度抗菌药物的平板，接种受试菌，孵育后观察细菌生长情况，以抑制细菌生长的琼脂平板所含最低药物浓度为 MIC。本法优点是可在一个平板上同时作多个菌株的 MIC 测定，结果可靠，易发现污染菌。缺点是制备含药琼脂平板费时费力。

2. 含药琼脂平板制备

将已倍比稀释的不同浓度的抗菌药物分别加入 24 孔板，哥伦比亚培养基在 50 ～ 55℃恒温器中保持液态，按比例加入培养基，使培养基和药物混合后含药量呈不同的浓度梯度。

3. 接种物制备与接种

制备浓度相当于 0.3 麦氏标准比浊管的菌悬液，再 1 ∶ 10 稀释，取 1 微升接种于孔琼脂表面，每点活菌数约为 1×10^4 CFU，形成直径为 3 ～ 5 毫米的菌斑。接种好后置于三气培养箱中孵育 72 小时，观察结果。

4. 结果判断

将平板置于暗色、无反光物体表面上判断试验终点，以抑制细菌生长的最低药物浓度为 MIC。在孔琼脂表面上可见轻微细菌生长，与生长对照比较，抑制 80% 以上细菌生长的最低药物浓度作为终点浓度。如果出现有两个以上菌落生长于含药浓度高于终点水平的琼脂平板上，或低浓度药物琼脂平板上不长而高浓度药物琼脂平板上生长现象，则应检查培养物纯度或重复试验。

（三）微量稀释法

1. 抗菌药物制备

抗菌药物贮存液浓度 1000μg/ml。

2. MIC 板制备

第一孔先加液体培养基 173.6 微升，其他各孔加 90 微升，在第一孔再加 6.4 微升抗菌药物，倍比稀释至第 11 孔；第 12 孔不加药，保留 90 微升培养基，作为加菌不加药对照。

3. 菌液制备

取固体平板上对数期生长的幽门螺杆菌用液体培养基制备菌悬液，调整浓度 OD600 为 0.3，菌液浓度相当于 1×10^8CFU/ ml，稀释10 倍，为 1×10^7CFU/ ml，备用。

4. 接种菌液

取 10 微升加至第 1～10 孔和第 12 孔（每孔菌液浓度约为 1×10^6CFU/ ml），第 11 孔加无菌水作为不加菌对照。培养 72 小时判断结果。

5. 结果判断

以在小孔内完全抑制细菌生长的最低药物浓度为 MIC。当阴性对照孔第 11 孔（即不含菌）内细菌无生长和第 12 孔阳性有菌（有菌无抗生素）生长试验才有意义。当在微量稀释法出现单一的跳孔时，应记录抑制细菌生长的最高药物浓度。如出现多处跳孔，则不应报告结果，需重复试验。

（四）E-test 试验

E-test 法（epsilometer test）是一种结合稀释法和扩散法原理对

抗菌药物药敏试验直接定量的药敏试验技术。

1. 试验原理

E 试条是一条 5 毫米 × 50 毫米的无孔试剂载体，一面固定有一系列预先制备的浓度呈连续指数增长稀释抗菌药物，另一面有读数和判别的刻度。抗菌药物的梯度可覆盖有 20 个 MIC 对倍稀释浓度的宽度范围，其斜率和浓度范围对判别有临床意义的 MIC 范围和折点具有较好的关联。将 E 试条放在细菌接种过的琼脂平板上，经孵育一定时间，围绕试条明显可见椭圆形抑菌圈，其边缘与试条交点的刻度即为抗菌药物抑制细菌的最小抑菌浓度。

2. 培养基

哥伦比亚培养基 +10% 血清。

3. 细菌接种

使用厚度为 4 毫米平板，用 0.3 麦氏浓度的对数期菌液涂布，待琼脂平板完全干燥，用 E 试验加样器或镊子将试条放在已接种细菌的平板表面，试条全长应与琼脂平板紧密接触，试条 MIC 刻度面朝上，浓度最大处靠平板边缘。

4. 结果判断和报告

读取椭圆形抑菌环与 E 试验试条的交界点值，即为 MIC。

（五）药敏试验方法学评价

首先，药敏试验挑取的幽门螺杆菌菌落必须是纯培养，同时应做好标准菌株的质量控制，先量取质控菌株的抑菌圈，以判断质控是否合格。

其次，药敏试验为判定幽门螺杆菌是否具有抗药性的方法，但药敏试验不仅存在明显体内外高度不一致性、可操作性等特征，而且存在明显地域差异性。E-test 法操作简便，但试纸价格昂贵；琼脂稀释法技术要求较高；纸片扩散法简便易行，但结果受诸多因素的影响，不够准确，且药敏检测法需在体外分离培养幽门螺杆菌，耗时长，假阴性率高，故在临床诊断中适用性不强。

再次，药敏试验挑取的对象必须是纯培养的单个幽门螺杆菌菌落，容易忽略异质性耐药，异质性耐药（heteroresistance）是指同一患者体内同时存在对某种抗生素敏感和耐药的菌株。

对胃活检分离的耐药幽门螺杆菌的检测研究结果显示，来自我国人群的 Hp 感染菌株存在明显的克拉霉素异质性耐药现象，进行传统药敏试验中对少数培养菌落的检测方式在某些病例可能不足以反映克拉霉素耐药的真实情况。临床分离培养菌株做药敏试验时，往往会因为挑取单个菌落，而忽略耐药菌株，导致根除治疗失败，所以异质性耐药应引起高度重视。

二、耐药基因检测

近年来分子生物学技术有了突飞猛进的发展，随着幽门螺杆菌耐药研究的深入，基于 PCR 技术的分子生物学检测技术已经成为幽门螺杆菌耐药研究领域不可或缺的重要手段。目前，主要应用以下方法用来检测幽门螺杆菌耐药基因。

（一）基因芯片技术

1.检测原理

基因芯片技术又称为 DNA 微阵列技术，基因芯片的原理是基于碱基互补配对原则，即分子生物学中的原位杂交技术。将经过预处理的样品反应液加入固定有寡核苷酸的特定区域，通过一系列的实验操作步骤进行杂交反应。同一个芯片可以有多个相同的反应区，每个反应区可排布多条寡核苷酸探针组成的阵列。芯片片基为经过醛基或者氨基基团修饰的特殊玻璃晶片，使用点样仪在基因芯片片基上点上特殊的寡核苷酸探针阵列。基因芯片杂交反应是待测样本核酸单链与基因芯片上寡核苷酸探针按照碱基互补配对的过程。杂交后的结果采用荧光检测系统进行分析,最终获得相应的定性及定量分析结果。

2. 检测方法

(1)按照检测试剂盒说明书从胃黏膜组织中提取耐药幽门螺杆菌的 DNA。

(2)基因芯片的制备:设计寡核苷酸探针,设置点样程序,将醛基玻片进行贴膜处理,使用点样仪按照设计好的程序,将预设的寡核苷酸探针阵列点到醛基修饰的空白玻片上,要求点样时相对湿度保持在 85% 以上,温度为 23℃左右。

(3)以胃黏膜幽门螺杆菌的 DNA 为模板,进行多重聚合酶链式反应,设置多重聚合酶链式反应扩增反应体系和多重聚合酶链式反应扩增条件。

(4)基因芯片进行杂交:将带有生物素标记的扩增产物与预先固定在醛基玻片上的特异性探针进行杂交反应,采用酪胺信号放大及银增强技术显色,使探针呈现肉眼可见的信号。

3. 结果分析

通过基因芯片分析软件,进行图像的处理、数据的提取和统计分析等,比较信号的强度来判断幽门螺杆菌对药物的耐药情况。

4. 方法学评价

基因芯片技术具有较高的灵敏性,可重复检测,并且可以对多种抗生素及多位点突变同时进行检测,大大提高了检测效率。幽门螺杆菌个体化治疗检测基因芯片可对克拉霉素和左氧氟沙星耐药的主要基因突变位点进行检测,获取幽门螺杆菌的耐药性。但是基因芯片技术的不足之处在于检测费用昂贵,难以在临床检测中得到推广。

（二）荧光定量聚合酶链式反应（RT-PCR）

1. 检测原理

荧光定量聚合酶链式反应技术结合了 PCR 和 DNA 探针杂交技术的特点，利用荧光共振能量转移原理设计，设计相应的引物和两条探针，探针 A 的 3' 端标记荧光素，作为荧光染料供体，探针 B 的 5' 端标记另一种染料，作为荧光染料受体。在待扩增区域结合上 DNA 探针，PCR 过程中，当具有 5'→3' 外切酶活性的 Taq 酶延伸引物链到达 DNA 探针时，可将 DNA 逐个降解，释放出荧光报告集团，这样 PCR 体系中荧光的强度与 PCR 产物量之间存在正比关系，通过实时荧光 PCR 监控 PCR 体系中的荧光信号，对样本中的起始模板进行定量分析，最后通过标准曲线对未知模板进行定量分析。

2. 检测方法

（1）按照检测试剂盒说明书从胃黏膜组织中提取耐药幽门螺杆菌的 DNA。

（2）设计引物。

（3）设计用于分析幽门螺杆菌耐药基因杂交探针，以染料标记探针。

（4）设置 PCR 扩增体系，循环次数等条件，进行 DNA 扩增。

（5）进行杂交。

3. 结果分析

根据溶解温度的差异，结合溶解曲线进行分析，可以快速识别幽门螺杆菌耐药基因主要突变位点。

4. 方法学评价

荧光定量聚合酶链式反应真正实现了 PCR 从定性到定量的飞跃，并通过对 PCR 过程中的实时监控，可专一、灵敏、快速、重复地精确定量起始模板浓度，荧光定量聚合酶链式反应可用于检测克拉霉素、左氧氟沙星和四环素的耐药性。该方法检测点突变的范围较广，检测样本可包括胃活检样本、粪便标本、福尔马林固定标本和石蜡包埋胃活检标本等，提取 DNA 后的检测时间仅需 1 小时，且该方法可同时处理多个样本。目前市场上已存在基于实时定量聚合酶链式反应技术检测幽门螺杆菌耐药性的试剂盒，且敏感性和特异性较高。与常规 PCR 相比，该方法特异性更强，可以对耐药菌进行准确的定量，能有效解决 PCR 污染问题，自动化程度高，目前得到广泛应用。

（三）聚合酶链式反应 – 限制性片段长度分析技术（PCR–RFLP）

该法主要用来检测幽门螺杆菌对克拉霉素和四环素耐药的突变基因。

1. 检测原理

首先采用 PCR 技术对目的基因进行扩增处理，其次对扩增产物采用特异性限制性内切酶进行酶切，对酶切产物开展电泳迁移率变动分析，最后，观察电泳图谱对是否存在变异性进行判断。

2. 检测方法及结果分析

利用针对幽门螺杆菌耐药基因的突变位点特异的引物进行扩增，由于碱基的突变可能会导致酶切位点的消失或新的切位点出现，再利用特异的限制性内切酶对 PCR 扩增产物进行酶切，由于不同的基因序列会产生不同的酶切产物，从而产生不同的电泳图谱，因此通过与标准电泳图谱对比即可检测出有无变异。

3. 方法学评价

与传统培养幽门螺杆菌来检测耐药菌株的方法比较，该法不需要培养、增殖、裂解幽门螺杆菌，可从胃液或胃黏膜中直接提取 DNA，操作简便，具有较高的检测特异度和灵敏度，是检测基因突变常用的方法，在临床中被广泛应用于幽门螺杆菌对克拉霉素耐药性检测，可用于检测幽门螺杆菌菌株 23SrRNA 的 A2142G、A2143G、A2144G、A2142C、T2717C 的突变位点，也可用于检测 16SrRNA 的 AGA926–928TTC 的突变位点。该法临床应用前景广阔，但其准确性易受实验条件，如实验技术人员、标本及非幽门螺杆菌 DNA 扩增产物的影响。

（四）PCR 线性探针分析

该法主要用来检测幽门螺杆菌对克拉霉素耐药的 23SrDNA 突变基因。

1. 检测原理

首先设计引物，对引物采用生物素进行标记，其次通过 PCR 技术对目的基因序列进行扩增进而达到生物素化的扩增产物，也就是所谓的探针已经标记的待测核酸，然后将其与在 NC 膜上固定的未标记的特定寡核苷酸探针进行杂交处理。

2. 检测方法与结果分析

用标记的待检测核酸与未标记的固化 DNA 探针杂交，来检测幽门螺杆菌 23SrDNA 突变位点，即先用 PCR 扩增以生物素来标记 23SrDNA 引物的某一基因片段，生物素化的 PCR 扩增产物变性后，再与固定在硝酸纤维膜上的特定寡核苷酸探针杂交，最后采用放射自显影技术对硝酸纤维膜上是否存在互补的核酸分子进行判断，以确定是否有突变并检测突变的位点。

3. 方法学评价

采用 PCR 线性探针分析方法对石蜡包埋的胃黏膜标本进行检测

的灵敏度和特异度较高，对于大环内酯类药物耐药性的检测可信度较高。此方法稳定、准确、可靠，且能同时检测多个耐药基因位点的突变，临床应用前景广泛。但是，目前受探针的限制，该方法只能有效检测到7种突变基因。

（五）荧光原位杂交技术（FISH）

荧光原位杂交技术主要应用于幽门螺杆菌对克拉霉素耐药基因进行检测。

1. 检测原理

首先对DNA探针采用已经特殊修饰的核苷酸分子进行标记，并将其与完整细胞内的目标序列进行原位杂交。其次，采用将探针分子与荧光素分子偶联的单克隆抗体开展特异性结合。最后，通过荧光显微镜对荧光探针互补的核酸序列进行检测。

荧光原位杂交技术是唯一可以直接对活检标本中微生物进行特异性可视化的检测方法。该方法检测对象一般为幽门螺杆菌23SrDNA的A2142G，A2143G、A2144G。与PCR相比，其检测样本常为福尔马林固定组织或石蜡包埋切片，无须提取细菌DNA，对完整样本可进行半定量检测，不到3小时即可完成检测，与传统检测方法如与E-test结果的一致性可达92.4%。目前已经开发出商业化的检测试剂盒，其检测克拉霉素耐药性的敏感性和特异性分别可达90%和100%。最近，肽核酸（peptide nucleic acid，PNA）-荧光原位杂交技术（PNA-FISH）使该方法也得到了改进，以幽门螺杆菌悬浮液为标本，PNA-FISH可获得100%的敏感性和特异性。随后的研究以石蜡包埋胃活检标本为实验样本，检测结果与PCR测序结果完全一致，敏感性和特异性分别为91%和84.2%。

2.方法学评价

相对于 PCR 线性探针分析技术来说，肽核酸－荧光原位杂交技术不需要大量的待测核酸，并且检测更快速，检测结果更精确。同时，肽核酸－荧光原位杂交技术由于采用的是 DNA 探针，因此 DNA 探针能较好地与目标基因进行杂交，并且不存在静电排斥问题。

（六）等位基因特异性 PCR（AS-PCR）

基因特异性寡核苷酸技术是用寡核苷酸探针和 PCR 产物进行杂交以检测点突变的技术。被检基因片段经 PCR 扩增并经电泳分离后转移到膜上，分别与经标记的野生型和突变型靶基因序列的寡核苷酸探针杂交。由于长度为 20bp 左右的探针中仅 1 个 bp 的差异便会使其 Tm 值下降 $5.0 \sim 7.5℃$，因此通过严格控制杂交条件，可以使 PCR 产物仅与完全互补的探针进行杂交。根据有无杂交信号可判断被检扩增片段中是否有突变点。

（七）GenoType HelicoDR

GenoType HelicoDR 是基于另一成功应用于结核分枝杆菌耐药性检测的试剂盒（GenoType MTBDR）而开发的新型基因检测方法。在检测左氧氟沙星耐药性方面具有不错的表现，是目前针对左氧氟沙星耐药性较为理想的基因检测方法。该方法属于 DNA 条带技术，基于多重聚合酶链式反应与反向杂交的结合，检测时间不到 6 小时，可准确地检测较多的突变，包括 Asn87Lys、Asp91Gly、Asp91Asn、Asp91Tyr、Asp86Asn、Thr87Tyr，前 4 种突变为主要检测对象。该方法可直接对胃活检标本进行检测，无须培养，成本相对低廉且易于操作，敏感性和特异性很高，阳性和阴性预测值分别可达 83%、95%、91% 和 91%。目前该方法已被南非用来开展整个国家的幽门螺杆菌抗生素耐药性检测。

（八）DNA 测序技术

DNA 测序技术是目前分子生物学检测方法中的金标准，可对幽门螺杆菌耐药性进行有效检测。该技术的优势在于检测过程更为直接，检测结果更为准确，可同时开展多耐药突变的检测。但是，该技术仪器设备较为昂贵，通过在检测过程中容易出现模板浓度不当以及引物设计不合理的情况。目前，临床主要应用该技术来对其他检测方法的可靠性进行验证，以及用来发现新的其他未知突变。

目前使用分子生物手段来检测幽门螺杆菌耐药基因的技术已经趋于成熟，常用的检测方法及检测应用范围见表 5-1。

表 5-1　幽门螺杆菌耐药性基因突变检测方法

抗生素	主要耐药基因	关键突变位点	主要检测方法
克拉霉素	23s rRNA	A2142G,A2143G,A2142C	基因芯片，RT-PCR，PCR-RFLP，FISH，线性探针分析，测序法
左氧氟沙星	gyrA，gyrB	Asn87lys,Asp91Gly,Asp91Asn,Asp91Tyr,Tur87Tyr,Asp86Asn	基因芯片，RT-PCR，AS-PCR，GenoType HelicoDR，测序法
四环素	16s rRNA	AGA926-928TTC	RT-PCR，PCR-RFLP，测序法
阿莫西林	bpb IA	Thr556Ser,Asn562Tyr,Thr593Ala,Ser414Arg	暂无
甲硝唑	rdxA，frxA，fdxB	随机突变	暂无
利福平	rpoB	Codon525-545,Codon585	暂无

第二节　抗幽门螺杆菌药物药效检测方法

抗幽门螺杆菌药物敏感试验能够测定药物在体外抑制细菌生长或者杀灭细菌的能力，但是体外试验结果不能够完全代替体内的抗菌效果。建立幽门螺杆菌动物感染模型，可以更好地评价抗菌药物的药效。

一、药物敏感试验

（一）药敏方法选择

根据药物的种类及特点选择合适的药敏试验方法测定该药物的最小抑菌浓度（MIC），测试组设 3 个平行样本，设阴性对照和阳性对照。

（二）耐药菌株来源

选择标准菌株或者分离临床菌株。临床菌株分离需使用革兰氏或者吉姆萨染色镜检、快速脲酶、氧化酶、触酶试验、核酸检测等方法对菌株进行鉴定，确认菌株无误后方可进行药敏试验。

（三）培养基种类

常用心脑浸出液培养液、使用时加入 10% 脱纤维马血或羊血。

（四）接种方法及培养条件

用生理盐水（0.9 氯化钠溶液）或者培养基调制菌悬液浓度

1×10^8 CFU/mL。已有文献采用平板涂抹法，TTC 微量稀释法测定 MIC。37℃混合气体（85% N_2，10% CO_2，5% O_2）培养箱中培养 72 小时后观察结果。

（五）药效标准

平板涂抹法以药物稀释系列中无肉眼可见的细菌生长为有效，TTC 微量稀释法以稀释孔无颜色反应为有效。

（六）药效评价

MIC 越小则抑菌效果越好。

二、动物模型的建立

采用动物模型模拟幽门螺杆菌导致的胃溃疡、慢性胃炎、胃癌等相关疾病的病理变化，可用于病理机制及病程演变的研究，筛选抗幽门螺杆菌在体内免疫系统等因素的影响下的抗菌效果。

（一）动物的选择

已有研究人员用昆明小鼠建立幽门螺杆菌感染模型，BALB/c 小鼠建立幽门螺杆菌感染胃炎模型，C57BL/ 6 小鼠建立幽门螺杆菌胃炎模型，Wistar 大鼠建立幽门螺杆菌慢性萎缩性胃炎模型。鼠龄在 6 ~ 10 周，数量根据实验方案而异，雌雄各半，基本状态良好。

（二）感染细菌的选择

多选用 H.pylori SS1 菌株。

（三）药物处理

已有研究表明，用碳酸氢钠预先灌胃处理以减轻胃酸对 Hp 的影响。用环磷酰胺预先灌胃处理抑制免疫反应以减弱机体免疫对 Hp 的免疫清除作用，再用菌液灌胃可以建立更加良好的、符合实验要求的模型。

（四）模型建立

根据实验需求设立模型组，空白对照组，敏感药物对照组，培养组，各组小鼠数量 8～10 只。根据建模需求提供饲料，饮用水，温度，湿度。灌胃之前禁食禁饮 12～24 小时，灌胃后禁食禁饮 4 小时，隔天灌胃一次，连续灌胃感染 5 次，末次灌胃后继续饲养 10～14 天。全过程记录建小鼠们的体重、食欲、精神状态、活动情况、毛发光泽度等。同时记录饲养环境的温度、湿度。

（五）模型建立标准

1.动物处死后，取胃不同组织部位染色，染色方法用染色效果较好的 HE 染色、Wrthin-starry 银染法，镜检观察病理学改变及炎症浸润程度。

2.按淋巴细胞和单核粒细胞密度及浸润深度对胃炎作如下分级评分：

0＝单个核细胞每高倍视野不超过 5 个；

1＝慢性炎症细胞较少并局限于黏膜浅层，不超过黏膜层的 1/3；

2＝慢性炎症细胞较密集，超过黏膜层的 1/3，达到 2/3；

3＝慢性炎症细胞密集，占据黏膜全层。计算密度程度要避开淋巴滤泡及其周围的淋巴细胞区。

3.Hp 定植判断标准高倍镜下观察 10 个视野胃小凹的 Hp 定植情况，以定植量的多少进行计分：

0＝无 Hp 定植；

1＝胃小凹有 1～2 条 Hp，但不是每个胃小凹都；

2＝多数胃小凹有 3～10 条 Hp；

3＝几乎所有胃小凹均有成堆 Hp。

4.快速脲酶试验，Hp 感染应为阳性反应。

5.小鼠精神状态较差，体重减轻，活动减少，食欲减退，大便性状改变。

（六）药效判断方法

以计分的方式报告病理结果，可以使结果量化，便于使用统计学比较。模型组与空白组的组织病理结果比较，可以得出模型组药物是否有效。模型组与敏感药物对照组比较，可以得出药物有效程度。

三、临床治疗效果

（一）患者入组标准

根据研究内容设置入组标准，包含年龄、性别，地域，吸烟，饮酒等方面。

例如，易惺钱等人在半夏泻心汤加减治疗小儿幽门螺杆菌相关性胃病的疗效评价的研究中，研究对象为经 13C、14C 尿素呼气试验阳性和或胃黏膜组织切片染色、快速尿素酶试验阳性确定 Hp 感染的儿童（0～14 岁），性别不限，临床表现为反复腹痛、恶心、呕吐、腹胀、嗳气、纳差等。

吕涛等人的研究对象选用标准需满足以下条件：

（1）年龄 18 岁以上，男女不限；

（2）因腹痛、腹胀、泛酸、嗳气、恶心、呕吐、烧心、胸痛、呕血、黑便等不适症状就诊；

（3）近 1 个月内未使用抗生素、铋剂，2 周内未使用 H2 受体拮抗剂或质子泵抑制剂；

（4）13 C –UBT 阳性无 H.pylori 治疗史；

（5）同意行检查取胃黏膜标本进行 H.pylori 培养及药敏试验；

（6）同意进行 H.pylori 根除治疗的初治患者，并愿意配合进行根除疗效随访。

（二）排除标准

1. 主要器官严重功能损害者。

2. 妊娠或哺乳期妇女。

3. 非首次幽门螺杆菌根除治疗患者。

4. 有食管、胃肠手术史者。

5. 有精神病史、严重神经官能患者；

6. 同时服用非甾体抗炎药、抗血小板抗凝药物或有酗酒行为的患者。

7. 对在本次研究所用药物过敏者。

（三）入组后，需进行伦理审查

（四）药效评价方法

主要对比患者用药前后基本身体状况是否好转、胃肠道症状是否减轻，13C 呼吸试验是否转阴，胃镜或钡餐检查显示炎症程度。治疗结束后行呼吸试验阴性、临床症状消失或减轻则表明治疗有效；阳性、临床症状无改善则表明治疗失败。

（五）结局指标

1. 总体疗效

痊愈：症状积分为 0，或伴血清 Hp 转阴，胃镜或钡餐检查显示炎症消失或明显好转。

显效：症状积分为 1～2 分，伴或不伴血清 Hp 转阴，胃镜或钡餐检查显示基本消失或好转。

有效：症状积分为 3 ～ 4 分，伴或不伴血清 Hp 转阴，胃镜或钡餐检查显示炎症大部分消失。

无效：症状积分为 5 ～ 6 分，血清 Hp 未转阴，胃镜或钡餐检查显示炎症未消失或加重。

临床症状评分参考《中药新药临床研究指导原则（试行）》2002 年 5 月第一版。

2. 药物副作用

例如，皮疹、荨麻疹等过敏反应；头痛、头晕、失眠等神经系统反应；短暂的白细胞减少、血小板减少等血液系统反应；恶心、呕吐等消化系统反应，以及观察到的其他系统的不良反应。

第三节 幽门螺杆菌耐药机制研究方法

由于抗生素的广泛应用，细菌对抗生素的耐药性不断增加。目前，许多的耐药机制已经被发现，主要包括：钝化酶的产生、药物作用靶位的改变、抗菌药物的渗透障碍、主动外排机制、生物膜形成和细菌自身代谢状态的改变等，一种细菌通常会同时存在多种耐药机制。有研究发现，在这些耐药机制中，生物膜的形成、抗菌药物通过外膜屏障的渗透障碍、药物主动外排系统以及药物作用靶位的改变被认为是导致幽门螺杆菌耐药性不断增加的重要机制。

一、生物膜形成引起的耐药机制

研究表明，生物膜的形成是导致幽门螺杆菌耐药增加的一个重要原因，是幽门螺杆菌长期持续感染的重要因素。

（一）生物膜的形成

生物膜是细菌在生长过程中为适应生存环境而形成的附着在接触表面的细菌聚集的膜样物，可通过形成特殊通道清除代谢废物，给细菌生长创造良好环境，同时减少抗菌药物渗透，减弱生物膜深处细菌的代谢率，以降低细菌对抗菌药物的敏感度，从而增强对药物的抵抗力。此外还能通过生物膜将某耐药性遗传特性传递给周围相邻细胞。生物膜主要是由细菌和细菌细胞外聚合物（EPS，包括多糖、核酸和蛋白质）组成，其中胞外基质在生物膜中所占的比重可高达90%。其形成过程如下：细菌在接收到外界环境的压力信号

（如营养限制等）后，开始迁移并附着在固体表面，通过多次分裂形成微菌落；这些微菌落继续横向、纵向扩展生长，发育成熟形成生物膜；成熟的生物膜是三维结构，其中含有许多允许营养物质到达底层的液体通道，这些液体通道中还含有一些能够使某些抗生素失活的酶；随后一部分细菌从生物膜中分散出来，继续定植于新的固体表面，以便于继续形成新的生物膜。其中研究显示，幽门螺杆菌鞭毛及相关蛋白、葡萄糖（半乳糖）转运蛋白和外膜蛋白在幽门螺杆菌生物膜形成过程中起了重要作用。

（二）生物膜引起耐药的机制

1.渗透限制

幽门螺杆菌生物膜基质（EPS）具有物理屏障作用，使抗生素不能抑制深部细菌的生长，只能杀死生物膜表面的浮游细菌，此外EPS中电荷及抗生素降解酶的存在可导致抗菌药物的水解和钝化失活，从而使幽门螺杆菌产生耐药性。

2.营养限制

营养限制不仅能诱导细菌形成生物膜，还会增加突变频率和抗生素突变菌株的出现。生物膜深处细菌缺乏生长所需营养，新陈代谢减缓，生长和繁殖速度减慢或处于休眠状态，因此对抗生素不应答，易产生耐药。当抗生素浓度降低时，残留的深层细菌可扩散到其他部位迅速繁殖并引起机体持续性炎症反应。

3.基因水平转移

细菌生物膜中常含有一种或多种不同类型的菌株并呈现共生关系，基因可在不同菌株间传递，导致耐药基因在生物膜中的传播增加。研究发现由多种幽门螺杆菌菌株形成的生物膜比单一菌株形成的生物膜更加复杂并表现出高频率的菌株间重组，产生更具毒性、更持久的细菌种群。此外，生物膜基质中含有大量的胞外 DNA，这一组分可能通过自然转化在活跃的遗传信息交换中发挥作用，提高幽门螺杆菌种群的适应率。

4. 对抗免疫防御系统

钙卫蛋白（CP）是宿主先天免疫系统的组成部分。与 CP 共培养后，幽门螺杆菌通过改变脂质 A 的分子表型降低细胞表面疏水性，促进生物膜形成，从而逃避宿主免疫系统的识别。

5. 外排泵基因上调

外排泵系统能够主动将扩散进细菌细胞中的抗菌药物泵出细胞外，从而使细菌获得耐药性。许多外排泵基因在形成生物膜的幽门螺杆菌中表达升高。幽门螺杆菌 1165 和 hefA 两种外排泵基因的过表达会使幽门螺杆菌对四环素及多种抗生素产生耐药。spoT 能够通过调控外排泵基因 gluP 的表达，增强幽门螺杆菌对多种抗生素的耐药性。

（三）生物膜的研究方法

1. 筛选出幽门螺杆菌耐药菌株

一般获得幽门螺杆菌耐药菌株主要有以下来源：进行体外药敏试验，筛选获得耐药菌株；诱导野生型菌株耐药性突变获得；从大量的菌株中选择。

2. 构建幽门螺杆菌生物膜

可将液体培养的幽门螺杆菌菌液稀释至适宜浓度，在哥伦比亚培养基上放置硝酸纤维素膜（nitrocellulose filter membrane，简称 NC 膜），将幽门螺杆菌菌液接种到 NC 膜上，培养基倒置在含 5%CO_2、10%O_2、85%N_2 的三气培养箱中 37℃培养 72 小时，等待长出成片的菌落即可。

3. 生物膜的检测

生物膜的形态检测可以选用普通显微镜、扫描电镜（SEM）、透射电镜等观察，扫描电镜和透射电镜下，生物膜的形态结构清晰可辨，使用银染色及结晶紫染色后，在普通显微镜下观察也可取得较好的效果。还可用激光共聚焦扫描显微镜（CSLM）进行生物膜立体结构的形态观察，能直接观察到新鲜原生态的生物膜状态，若结合适当的荧光染料观察生物膜，效果更佳。

（1）扫描电镜（SEM）。按照标准程序制备用于 SEM 的样品。用高压灭菌的 PBS 轻轻冲洗 NC 膜三次，去除浮游细菌。将生物膜固定在 2.5% 戊二醛中，在 4℃的温度下固定 24 小时。使用含不同梯度的乙醇溶液依次脱水。脱水过程重复两次。后将样品置于100%HMDS 中过夜。最后，将样品冷冻干燥，黏合，镀金，使用扫描电子显微镜观察生物膜形态结构。

（2）激光共聚焦扫描显微镜（CSLM）。从平板中取下 NC 膜，用高压灭菌的 PBS 轻轻冲洗 NC 膜三次，将 NC 膜用配置好的染料孵育 20 分钟，弃去染料，再用 PBS 轻轻冲洗 NC 膜三次，固定在玻片上盖上盖玻片，即可观察生物膜立体结构的形态。激光共聚焦扫描显微镜（CLSM）技术已经有商业化的试剂盒可用于检测，主要有两种荧光染料。其中一种染料能够穿过所有细菌（包括活菌和死亡菌）的细胞膜，使其在激发光下呈现绿色荧光，而另一种染料只能够穿过死细胞的细胞膜，使其在激发光下呈现红色荧光。

二、抗菌药物通过外膜屏障的渗透障碍

膜通透性是细胞膜的重要功能，细胞通过膜通透性摄取细胞外物质，排出细胞内物质，以维持其生理功能。研究发现，细胞膜的通透性降低是幽门螺杆菌对药物产生耐药的重要原因。

（一）幽门螺杆菌外膜屏障组成

在革兰氏阴性菌中，周浆间隙位于内膜和外膜之间，通过外膜蛋白与外界环境相联系。外膜不仅以疏水性物质作为通透性障碍，也可以阻断某些大分子的亲水性物质的进入。外膜包绕在仅占细胞壁 10% 重量并交联程度很低的肽聚糖之外，由脂多糖、脂蛋白和磷脂组成。

幽门螺杆菌外膜由一个亲水蛋白和脂多糖双分子层组成，并且能作为有效的屏障限制抗生素分子进入。小型亲水性药物，如阿莫西林，可直接穿过外膜孔蛋白通道，相对分子质量大的一些疏水性物质需要渗透作用通过外膜脂质双分子层。许多幽门螺杆菌的外膜蛋白被证明是在感染发病机制中起作用以及 5 种参与形成活性通道的蛋白（HopA to E）。HopA 到 HopD 的孔蛋白形成类似毛孔的相对较小的通道，然而含量较少的 HopE 蛋白能在体内形成较大的非特异性通道。这些孔蛋白的存在解释了幽门螺杆菌对小型亲水性抗生素如阿莫西林的高敏感性，有望能通过孔蛋白进入外周胞质。事实上，突变株内的 HopB 和 HopC 蛋白使细胞不容易受到青霉素类抗生素的影响（MIC 值减小至 1/8 ～ 1/2），并和 PBPI 突变株一起提高对 β - 内酰胺的耐药水平（阿莫西林的 MIC 值减少至 1/64 ～ 1/16）。在高度耐阿莫西林的分离株内，外膜蛋白的改变被研究。阿司匹林的存在时会增加对甲硝唑的敏感性，从而提高细胞内四环素的浓度，但是编码 HopA、HopB、HopC、HopD 和 HopE 孔蛋白基因和编码 HedABC 外排泵基因的转录表达没有明显改变。

（二）外膜屏障通透性研究方法

目前广泛应用的研究方法主要有：漏出蛋白质和核酸含量的测定；SDS 和溶菌酶用于检测细菌溶解的测定；荧光探针技术；纳米银微粒应用于细菌膜通透性的鉴定。

三、药物外排泵系统

细菌单纯的膜通透性下降很难产生明显的耐药，这是因为即使是最有效的膜渗透性屏障也很难阻止小分子物质的内流，细菌对抗菌药物的主动外排是细菌产生多耐药的基本机制。外排泵是由细菌的一系列转运蛋白组成，可将菌体内的有毒物质排出胞外，降低胞质内药物浓度，使细菌在一定抗生素浓度环境中存活，获得对抗菌药物的耐药性。与细菌耐药性相关的主动外排泵系统包括 ABC 超家族（ATP-binding cassette super family）、MFS 超家族（majorfacilitator super family）、SMR 家族（small multidrug resistance family）、RND 超家族（resistance nodulationcell division family）和 MATE 家族（multidrug and toxiccompound extrusion family）5 个家族。已有研究表明，幽门螺杆菌中普遍存在外排泵，其多耐药性主要由 ABC 和 RND 家族导致，同时还与外排泵系统基因的过度表达相关。

（一）RND 泵

RND 家族通过转运蛋白的中央通道将抗生素直接排出膜外，从而使细菌耐药。AcrAB-TolC 外排泵是诱导细菌产生耐药的主要外排系统。通过对敏感株与多重耐药菌株进行基因检测发现，AcrAB-TolC 外排泵相关蛋白编码基因在部分多重耐药株中高表达，而在所有敏感株中未见高表达。通过敲除外排泵蛋白编码基因 hefA 前后对多种抗生素的 MIC 检测发现，hefA 基因介导了幽门螺杆菌多重耐药菌株的产生。外排泵还参与了对克拉霉素和甲硝唑的耐药机制。转运蛋白幽门螺杆菌 0497 能影响 hefABC 和 hefGHI 的表达，有利于克拉霉素的排出，为幽门螺杆菌耐药的形成提供时间和物质条件。外排泵基因可能在克拉霉素耐药中起作用，RND 家族基因的突变率在突变型菌株（A2143G）中明显高于野生型菌株，外排泵 TolC 同源基因幽门螺杆菌 0605、幽门螺杆菌 0971、幽门螺杆菌 1327 和幽门螺杆菌 1489 的过表达与培养基中甲硝唑浓度有关，过量的甲硝唑可以增强这些基因的表达，从而提高对药物的外排作用，介导幽门螺杆菌对甲硝唑的耐药。

（二）ABC 泵

ABC 超家族将药物转移至膜的脂层，利用 ATP 水解产生的能量通过主动运输将药物送到膜外，从而降低胞内药物浓度产生耐药。研究发现胃癌细胞通过上调 ABC 超家族成员的表达，导致多耐药的产生。同时 ABC 转运蛋白 msbA 和 spab 基因在幽门螺杆菌的多重耐药机制中亦起重要作用。

（三）药物外排泵耐药机制研究方法

研究细菌对药物的主动外排机制可从以下几个方面开展。第一，通过测定耐药菌细胞内的抗菌药物浓度并与敏感菌株相比，可直观反映出主动外排机制存在对细菌摄取药物的影响。第二，将抗菌药物与主动外排抑制剂联合应用，通过测量细菌对抗菌药物敏感性的改变间接考察主动外排机制对药物摄取的影响。第三，通过分子生物学的方法检测药物外排泵耐药基因，通常采用 PCR 方法。需要注意的是，细菌细胞内抗菌药物浓度的改变不仅取决于细菌对药物的主动外排机制，其他机制也可以引起细胞内药物浓度下降，如细菌细胞膜通透性下降等。一般情况下，单纯的膜通透性下降很难使细菌产生高度耐药。这是因为膜通透性与膜的流动性成正比，而流动性过低会影响膜蛋白的正常功能，因此在正常的生理条件下不会出现流动性特别低的细胞膜。

1.菌株的收集

（1）收集耐药幽门螺杆菌菌株，取纯菌接种于哥伦比亚培养基

（含 10% 血清）中，放入含 5%CO2、10%O2、85%N2 的三气 37℃ 培养箱中培养 72 小时。

（2）幽门螺杆菌菌株的鉴定：接种 72 小时后培养基中可见细菌生长，菌落呈半透明针尖状（直径 1 ～ 2 毫米），生长良好时菌落在培养基表面融合形成一层半透明的菌苔；镜下革兰氏染色呈阴性棒状或是 S 状短杆菌。

（3）生化试验应符合尿素酶试验阳性、触酶阳性和氧化酶试验阳性：刮取细菌置于尿素酶试剂中，常温下 1 分钟后试剂由黄色变为红色或紫红色的为尿素酶试验阳性；取一张玻片滴加一滴新配置的 3% 过氧化氢溶液，用接种环刮取少量细菌置入，可见到较多的氧气气泡生成为触酶试验阳性；用接种环刮取少量细菌放到浸有氧化酶试剂的滤纸上，在接触部位出现深蓝或黑色反应的为氧化酶试验阳性。

2. 体外药敏试验

采用药敏试验筛选出耐药菌株，同时以标准野生型菌株作为质控菌株，根据 CLSI 为判定标准，观察、测量、分析结果。

3. 外排表型实验

主要进行细菌胞质内抗菌药物浓度的测定，由于药物主动外排是一个耗能过程，在培养介质中加入质子泵抑制剂，如二硝基苯酚等能阻断其外排作用，使耐药菌株细胞内药物浓度上升。相反，加入能源物质如葡萄糖、电子传递体如乳酸或 NADH 等则能促进细菌的外排作用，导致耐药菌细胞内药物浓度进一步下降。同样，比较敏感菌株和耐药菌株在加入主动外排系统抑制剂前后，细菌对药物敏感性的变化也可表明主动外排机制在细菌耐药中的作用。

（1）直接测定细胞内抗菌药物浓度。通过比较野生型菌株和耐药菌株细胞内抗菌药物的浓度，可以直观地反映幽门螺杆菌对药物的外排能力。细胞内药物浓度测定的关键在于细胞的破碎，常用的方法有离心法、反复冻融法、超声波破碎法等。抗菌药物浓度的测定可以采取很多方法，如 HPLC 法等。

（2）介质中药物浓度变化的测定。在某些研究中直接测定细菌细胞内的药物浓度比较困难，或者是实验并不需要精确的测量结果，可通过测定介质中药物浓度的变化间接反映细菌细胞对抗菌药物的摄取。其原理是，在封闭的培养器中加入抗菌药物后，药物会逐渐被细菌细胞摄取，造成介质中药物浓度的下降。分别比较加入抗菌药物、主动外排抑制剂、主动外排促进剂不同时间内介质中的药物浓度，就可以对细菌主动外排性做出评估。

（3）测定合用主动外排抑制剂后细菌药物敏感性的变化。如果细菌耐药是由于主动外排系统存在引起的，那么耐药菌株在合用主动外排抑制剂后，抗菌药物的 MIC 应降低，而敏感株在合用前后 MIC 的变化不明显。常用质子抑制剂来分析幽门螺杆菌的主动外排系统，如碳酰氰基 – 对 – 氯苯腙（CCCP）等，可以抑制主动外排系统能量来源的质子浓度梯度，导致转运蛋白失去能量供应，破坏外排系统的主动外排作用，使药物在细菌体内的累积量增加，恢复细菌对药物的敏感性。绝大多数菌株在使用主动外排抑制后，抑制了外排泵的活性，使得菌体内的抗生素浓度升高，表现为其 MIC 有了不同程度的下降，提示存在对这些抗菌药物的主动外排过程，即存在能排出这些药物的主动外排系统，并且以质子梯度作为外排能量的来源。

（4）外排泵耐药基因检测。通过外排泵抑制剂引起的抗菌药物 MIC 的变化，只能初步判断细菌存在主动外排的耐药机制，对于主动外排耐药机制的进一步探究还需通过耐药基因检测来完成，目前主要应用基于 PCR 的方法来检测外排泵耐药基因，主要有以下步骤。

①提取幽门螺杆菌 DNA。严格按照提取试剂盒说明书进行提取

收集 DNA。

②设计 PCR 引物、设置反应体系、参数及反应程序，进行杂交。

③ PCR 产物的纯化。通过 PCR 扩增获得目的基因和通过酶切获得的产物可使用琼脂糖凝胶电泳进行纯化，切取所需条带，进行胶回收。

④ PCR 产物的连接：T 载体的连接和 DNA 的连接。

⑤质粒的提取。

⑥酶切实验。将提取到的重组质粒以及连 T 后的目的基因分别进行双酶切，以获得带有黏性末端的各片段。

⑦转化。将经过酶切、连接后的重组质粒转化进感受态大肠杆菌中。

⑧挑取单克隆，进行 PCR 鉴定。

⑨核苷酸序列测定。进行双链测序，结果可在 GenBank 上查询。

⑩幽门螺杆菌外排泵耐药基因的表达水平测定。首先用 Trizol 法提取幽门螺杆菌 RNA，进行 RNA 的质量、纯度及产率鉴定，然后进行反转录，用实时荧光定量聚合酶链式反应来检测，设置野生型为标准菌株，以 16SrRNA 为参照基因。同时将所扩增的 PCR 产物同时进行琼脂糖凝胶电泳及溶解曲线分析。外排泵耐药基因及内参照基因 16S rDNA 的 RT-PCR 产物溶解温度均一，单一峰形状锐利的为 PCR 产物单一，经琼脂糖凝胶电泳后所得产物均一，为目的条带。同时符合以上两个条件的才认为所测的 Ct 值可信，最后结合软件程序进行分析。

四、抗生素药物作用靶位改变

常见的基因突变有碱基替换、移码突变和核酸序列的大片段缺失或重复等，常用的基因突变检测方法可以分为四类。第一类，DNA 直接测序。这是检测突变最准确的方法，被认为是检测突变的"金标准"。随着杂交测序技术和基因芯片的应用，DNA 测序的效率已非常高，成本相对降低，测序过程已经广泛商业化。第二类，利用凝胶电泳系统直接或间接检测核酸或 PCR 产物的序列变异。第三类，利用分子杂交技术对 DNA 突变进行分析。第四类，借助蛋白质分析技术分析突变体产生的变异蛋白或变异蛋白引起的表型特征变化推测基因突变状况。对于未知突变常用的技术主要有单链构象多态性分析、DNA 测序、基因芯片技术变性梯度凝胶电泳分型、变性高效液相色谱分析、温度梯度凝胶电泳分析等。对于已知的突变进行分析检测常用 PCR 技术、等位基因特异性寡核苷酸分析法、寡核苷酸连接检测法、引物延伸法、毛细管电泳法等技术。分析基因突变选择什么技术没有明确界限，检测未知基因突变的方法大多可以用来分析已知突变。总之，根据实验室条件既要保证结果的准确性，又要方便易行。

第四节　抗幽门螺杆菌耐药的药物研究方法

幽门螺杆菌与胃炎、十二指肠溃疡、胃溃疡、胃腺癌和胃黏膜相关 B 细胞淋巴瘤的发生密切相关。慢性胃炎是胃腺癌的危险因素。而高耐药率的出现降低了幽门螺杆菌根治清除率。除了使用抗生素等抗菌药物，益生菌等辅助治疗药物也有助于提高 Hp 的根除率。接种疫苗更是根除幽门螺杆菌的最有效的措施。

一、联合用药

（一）铋剂 + 抗生素

铋剂在用于幽门螺杆菌抗菌治疗之前已经用于胃病的治疗。铋剂通过附着于幽门螺杆菌表面的胃黏膜层发挥杀菌作用，且幽门螺杆菌对其不产生耐药性。因此与抗生素合用可在一定程度上克服幽门螺杆菌的耐药性。

（二）质子泵抑制剂 + 抗生素 + 铋剂

质子泵抑制剂可以抑制胃酸分泌，提高药物浓度，有利于提供抗生素发挥药物活性，有利降低抗生素的最小抑菌浓度，提高抗生素体内杀菌能力。

（三）中药 + 四联疗法

在黄芪建中汤、连朴饮与标准四联疗法的治疗效果研究分析中，中药联用法都表现出有效率优于仅用四联疗法的效果，根除率无明显差异。

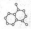

二、新型药物

（一）益生菌

能够缓解腹泻等幽门螺杆菌感染中最常见的治疗中出现的副作用。不作为单独用药。其作用机制有以下几种：是其刺激黏蛋白的产生，诱导有效的免疫应答；刺激胃酸分泌，降低 Hp 定植浓度；可以在宿主对其他病原菌产生免疫应答反应的时候提供保护力；调节显著免疫应答，提高抗生素治疗的有效率。

（二）中药

大量研究表明，单味中药具有的 Hp 抑制作用，其中高度敏感的药物有黄连、黄芩、三七等；中度敏感药物有丹参、呼延索、大黄、甘草等；低敏感药物有鸡内金、陈皮、白及、白芍、知母、连翘等。

（三）抗菌肽

抗菌肽是细菌为了获得竞争优势而进化出的一种防御机制，这种机制在进化的过程中保留下来，作为机体固有免疫的重要组成部分。在多细胞生物防御外源入侵过程中发挥重要作用。其发挥抑菌作用的机制可能与幽门螺杆菌细胞膜表面的转运器有关。

（四）疫苗

1.疫苗研究现状

预防性疫苗旨在预防幽门螺的感染。目前尚未研发出高效、安全的幽门螺杆菌疫苗。研究集中在基因疫苗和抗原疫苗领域。大部分人在儿童时期已感染幽门螺杆菌，而后长期处于无症状感染状态，而胃腺癌等癌症发病多在 50 岁以后。因此，如果儿童在 6～14 岁接种疫苗，约 20% 的儿童在接种前已经被感染。如果希望提高保护率，则需要更早接种疫苗。

治疗性疫苗在任何年龄均可接种，并可能有助于预防胃癌，最好是在 40 岁之前接种。

2. 疫苗研究的原因及作用

幽门螺杆菌主要流行于中低收入国家，尤其是亚洲。人群感染率非常高，可达 50%。耐药率高且易复发。疫苗能够帮助感染率高、医疗经费负担重的国家降低医疗成本。

3. 抗原筛选

优势疫苗靶标抗原应包括以下特征：表面暴露、高度保守、易于获取、含量丰富且具有强免疫原性，最好是感染过程中的代表型毒力因子。目前，已发现并鉴定了来自 H.pylori 的许多抗原，包括鞭毛蛋白 A（FlaA）、脂多糖（LPS）、细胞毒素相关基因 A（Cag A）、空泡细胞毒素 A（VacA）、尿素酶（UreB）和过氧化氢酶（K ct A）等，并且已用于动物模型实验。

4. 佐剂筛选

常用佐剂为黏膜佐剂如不耐热肠毒素 B 亚单位（LTB）等经口服途径诱导 IgA 抗体等免疫应答，缺点是需要的抗原量较大。环鸟 - 腺二甘酸（cGAMP）为近年来发现的一种新型疫苗佐剂，作为第二信使分子天然存在于哺乳动物体内，在传导固有免疫应答信号及调节固有免疫应答方面发挥着重要作用，可诱发含细胞毒性 T 淋巴细胞（cytotoxic T lymphocyte，CTL）在内的细胞免疫应答。

5. 疫苗研发面临的困难

美国等高收入国家少有公司研发 Hp 疫苗。研发公司主要集中在中低收入国家的小公司，没有足够的资金支持。

耐药幽门螺杆菌防治研究

参考文献

[1] 姚金锋，崔东来，姚希贤，等. 大鼠幽门螺杆菌感染慢性萎缩性胃炎模型的研究 [J]. 世界华人消化杂志，2000（8）：892-895.

[2] 张维森，张永宏，许春杏，等 .C57BL/6 小鼠幽门螺杆菌感染胃炎模型的复制 [J]. 贵州医药，2013，37（2）：105-109.

[3] 叶晖，李宁，于靖，等. 昆明小鼠感染幽门螺杆菌动物模型的建立 [J]. 胃肠病学和肝病学杂志，2015，24（3）：284-286.

[4] 徐寅，张彧，陈末，等. 灭幽汤对幽门螺杆菌相关性胃炎脾胃湿热证模型小鼠 FoxO3a、Bim 和 FasL 的影响 [J]. 湖南中医药大学学报，2020，40（7）：828-833.

[5] Vianna JS，Ramis IB，Ramos DF，et at . Dgug Resistance in helicobacter pylori. Arq Gastroenterol. 2016, 53(4): 215-223.

[6] 易惺钱，乐毅敏，何凌，等. 半夏泻心汤加减治疗小儿幽门螺杆菌相关性胃病的疗效评价 [J]. 世界科学技术 - 中医药现代化，2020，22（4）：1075-1082.

[7] Philip Sutton,Joanne M Boag. Status of vaccine research and development for Helicobacter pylori[J]. Vaccine,2019,37(50).

[8] Talebi Bezmin Abadi,Amin. Vaccine against Helicobacter pylori: Inevitable approach.[J]. World journal of gastroenterology, 2016,22(11).

[9] Alice Blosse, Philippe Lehours,Keith T.et al. Helicobacter: Inflammation, immunology, and vaccines[J]. Helicobacter, 2017, 22(Suppl1).

[10] 吴雪艳. 连朴饮联合四联疗法治疗幽门螺杆菌（Hp）相关性胃炎患者的临床研究 [J]. 临床医药文献电子杂志，2020，7（1）：

162–163.

[11] 李静慧，徐威，姚民武 . 黄芪建中汤加减联合四联疗法治疗脾胃虚寒型幽门螺杆菌相关消化不良效果观察 [J]. 现代中西医结合杂志，2019，28（30）：3330–3333.

[12] 张秋月，周建华，原江水，等 . 耐药幽门螺杆菌的治疗新策略 [J]. 中国微生态学杂志，2020，32（7）：842–848.

[13] 葛瑞，罗微，谷海瀛 . 幽门螺杆菌疫苗常用抗原的研究进展 [J]. 中国微生态学杂志，2020，32（2）：224–227，238.

[14] 陈敬，钟佑秀，刘钰，等 .cGAMP 与幽门螺杆菌蛋白抗原肌肉注射诱导 BALB/c 小鼠免疫应答初步分析 [J]. 中国生物制品学杂志，2019，32（10）：1074–1079.

[15] 林朗，陈秋玲，姜洋，等 . 基于蛋白质折叠码和分子对接的幽门螺杆菌抗生素耐药性分析 [J]. 军事医学，2012，36（5）：381–384.

[16] 白改艳，李岩 . 幽门螺杆菌耐药性机制及中药治疗进展 [J]. 中国中西医结合消化杂志，2020，28（6）：477–481.

[17] 宣世海，周玉贵，王惠民 . 幽门螺杆菌对克拉霉素耐药的研究进展 [J]. 世界华人消化杂志，2008（27）：3060–3064.

[18] 孙路 . 幽门螺杆菌对两种一线治疗药物的异质性耐药及初步进化分析 [D]. 北京：中国疾病预防控制中心，2018.

[19] 曹喜红 . 幽门螺杆菌对克拉霉素耐药性检测的研究进展 [J]. 医疗装备，2020，33（6）：197–198.

[20] 李云振，葛安国，王庆波，等 . 幽门螺杆菌抗生素耐药性基因检测：下一步？ [J]. 分子诊断与治疗杂志，2015，7(2）：132–139.

[21] Jung Won Lee, Nayoung Kim, Ryoung Hee Nam, et al. GenoType HelicoDR test in the determination of antimicrobial resistance of Helicobacter pylori in Korea[J] . Scandinavian Journal of Gastroenterology. 2014，49(9): 1058–1067.

耐药幽门螺杆菌防治研究

[22] T Regnath, A Enninger, G Schalasta.Schneller Nachweis von clarithromycinresistenten Helicobacter pylori in der Magenbiopsie mittels Real–Time–PCR[J]. Z Gastroenterol. 2004(12)

[23] Rajper S，Khan E，Ahmad Z，et al. Macrolide and fluoroquinolone resistance in Helicobacter pylori isolates:an experience at a tertiary care centre in Pakistan. Journal of the Pakistan Medical Association. 2012, 62(11):1140–4.

[24] Toshihiro Nishizawa，Hidekazu Suzuki，Ayako Umezawa，et al. Rapid Detection of Point Mutations Conferring Resistance to Fluoroquinolone in gyrA of Helicobacter pylori by Allele–Specific PCR. Journal of Clinical Microbiology. 2007(2).

[25] 秦秀娟，韩香英，郭长青，等 . 幽门螺杆菌耐药的分子生物学检测方法研究进展 [J]. 河北医药，2012，34（13）：2027–2029.

[26] 何春萌，黄瑛 .HefABC 系统与幽门螺杆菌耐药关系研究进展 [J]. 临床儿科杂志，2020，38（1）：74–77.

[27] 潇冉 . SpoT 调控 GluP 影响幽门螺杆菌生物膜的形成并参与多耐药 [D]. 济南：山东大学，2018.

[28] 宿晶，刘晨光 . 幽门螺杆菌生物膜形成因素及治疗策略研究 [J]. 生物化工，2020，6（1）：107–109.

[29] 张展 . 外排泵抑制剂对幽门螺杆菌多重耐药性的影响 [D]. 郑州：郑州大学，2010.

[30] 杨超，俸婷婷，刘雄利，等 . 细菌多重耐药机制及其检测方法研究新进展 [J]. 中国病原生物学杂志，2015，10（11）：1047–1050.

[31] 孙大林，马淑青，国东，等 . 幽门螺杆菌耐药机制的研究进展 [J]. 职业与健康，2019，35（11）：1581–1584.

[32] 张卓然，张凤民，夏梦岩 . 微生物耐药的基础与临床：第 2 版 [M]. 北京：人民卫生出版社，2017:179–203，237–258.

[33] López–Gasca Mariela, Peña Jessy, García–Amado María–Alexandra, et al.Point Mutations at gyrA and gyrB Genes of Levofloxacin–Resistant Helicobacter pylori Isolates in the Esophageal Mucosa from a Venezuelan Population [J]. The American journal of tropical medicine and hygiene, 2018, 98(4).